ÉTUDE

SUR LES

RÉSECTIONS ANAPLASTIQUES

ARTICULAIRES

PAR

Le Docteur BIDE

Ancien Interne en médecine et en chirurgie
des hôpitaux de Paris
et de l'hôpital des Enfants-Malades. Lauréat des hôpitaux (1875 et 1877)
Membre titulaire de la Société clinique de Paris
Membre de la Société anatomique de Paris
Médaille de bronze de l'Assistance publique

Avec deux Planches lithographiées

PARIS

LIBRAIRIE DE LA SOCIÉTÉ ANONYME DE PUBLICATIONS PÉRIODIQUES
13, QUAI VOLTAIRE, 13

—

1879

ÉTUDE

SUR LES

RÉSECTIONS ANAPLASTIQUES ARTICULAIRES

PAR

Le Docteur BIDE

Ancien Interne en médecine et en chirurgie
des hôpitaux de Paris
et de l'hôpital des Enfants-Malades. Lauréat des hôpitaux (1875 et 1877)
Membre titulaire de la Société clinique de Paris
Membre de la Société anatomique de Paris
Médaille de bronze de l'Assistance publique

Avec deux Planches lithographiées

PARIS

LIBRAIRIE DE LA SOCIÉTÉ ANONYME DE PUBLICATIONS PÉRIODIQUES
13, QUAI VOLTAIRE, 13

—

1879

AVANT-PROPOS

Ce travail a été inspiré par M. le professeur Verneuil. Toutefois, le sujet nous paraît si vaste, nos recherches, quoique longues, nous semblent si insuffisantes, notre autorité si minime, que nous sommes résigné à ne fournir qu'une ébauche.

Nous avons principalement en vue la question de thérapeutique chirurgicale. Aussi les causes, la marche des lésions articulaires ne nous occuperont-elles qu'autant que nous pourrons y puiser des indications ou des contre-indications à l'opération anaplastique.

Seront traitées dans une 1re partie, les *résections anaplastiques* en général. La 2e partie sera consacrée à l'anaplastie appliquée à chacune des principales jointures ; viennent à la suite un certain nombre d'observations à titre de pièces justificatives.

Que M. Verneuil veuille bien accepter la dédicace de ce travail ; s'il y trouve quelques bonnes idées, elles sont de lui.

Nous remercions notre ami, M. Dauphin, de l'obligeance avec laquelle il a mis son crayon à notre disposition.

ÉTUDE

SUR LES

RÉSECTIONS ANAPLASTIQUES ARTICULAIRES

PREMIÈRE PARTIE

DES RÉSECTIONS ANAPLASTIQUES EN GÉNÉRAL

CHAPITRE Iᵉʳ

CLASSIFICATION DES RÉSECTIONS. — DÉFINITION

Les lésions articulaires qui peuvent nécessiter les résections
sont :

1° Les plaies articulaires ;
2° Les arthrites aigues ;
3° Les ostéo-arthrites chroniques :
4° *Les difformités articulaires.*

En d'autres termes on peut appliquer la résection aux articulations *blessées, enflammées, malades, difformes.*

Ces résections peuvent donc être divisées en quatre groupes
suivant le but qu'on se propose en les pratiquant.

1° En cas de plaies ou de fractures articulaires et avant le
développement des accidents, on résèque pour prévenir l'inflammation qu'on craint de ne pouvoir conjurer. C'est une *résection préventive.*

2° L'inflammation s'est développée, l'arthrite menace la vie,
il faut assurer l'issue du pus, simplifier le foyer morbide ; le

drainage et les autres moyens étant insuffisants on résèque les os, même s'ils sont sains, c'est-à-dire que l'on enlève les esquilles et que l'on retranche les extrémités osseuses. — C'est une *résection antiphlogistique*.

3° L'articulation est atteinte d'ostéo arthrite chronique qui menace la vie, les os et les parties molles sont profondément altérées et incapables de revenir à l'état normal. On les enlève complètement. On fait une *résection suppressive*.

4° Congénitalement ou accidentellement l'articulation est difforme. La vie n'est point en question, mais bien les fonctions articulaires; on corrige la difformité, on rétablit la fonction. On fait une *résection anaplastique* ou *orthomorphique* (Ollier).

En rapprochant ces diverses résections des amputations faites dans les mêmes conditions on voit qu'elles correspondent aux amputations *antipyrétiques*, *intrapyrétiques*, *métapyrétiques* et amputations de *complaisance* ou *orthomorphiques*. Dans le premier cas on cherche à *prévenir* le mal, dans le second à simplifier le mal. La *résection suppressive* comme son nom l'indique supprime le mal ; la résection *anaplastique* corrige les suites du mal.

Cette classification due à M. le professeur Verneuil nous a semblé importante à signaler dès le début de notre travail. Elle servira à faire mieux saisir le sujet que nous désirons embrasser et les limites dans lesquelles nous devons le traiter.

Définissons le dernier groupe qui fait l'objet de notre travail. Le terme anaplastique, au premier abord, peut paraître obscur. C'est le seul qui résume la nature et le but de l'opération.

En effet, anaplastie (du grec ἀναπλασσείν) signifie refaire, former de nouveau, rétablir dans sa première forme.

L'anaplastie chirurgicale, dit M. Verneuil (1), est synonyme de chirurgie réparatrice, dans l'acception la plus large du mot. C'est l'art d'effacer, de pallier ou de masquer les difformités *congénitales ou accidentelles* quels qu'en soient le siège, la forme, l'espèce ou la cause, de restaurer la *figure altérée des*

____

(1) *Dict. encycl. des sc. méd.* art. Anaplastie t. IV.

organes, de rétablir enfin les fonctions compromises par des lésions anciennes, permanentes et incurables par les seules forces de la nature.

Appliquer cette définition aux articulations c'est définir l'objet de notre travail.

En effet, que la forme extérieure des jointures soit altérée, que les os luxés proéminent d'une façon anormale, en laissant paraître des anfractuosités que l'on n'observe pas d'habitude, ou plus simplement que les extrémités osseuses soient gonflées par suite d'un rhumatisme aigu antécédent ou d'un rhumatisme noueux, au point de vue de l'esthétique, une restauration de la forme peut avoir lieu.

Mais ces imperfections de forme qui tentent l'audace des chirurgiens quand il s'agit de parties visibles, de la face, par exemple, et qui sont justifiées par le désir impérieux du malade, n'imposent jamais une opération anaplastique lorsqu'ils atteignent une articulation.

Nous connaissons plus d'un ancien rhumatisant qui déplore la forme peu gracieuse de ses genoux sans pour cela réclamer la résection de la portion excédante de ses condyles fémoraux.

Lorsque la forme seule est altérée et que les fonctions s'exercent dans les limites que nous indiquerons plus loin, il faut s'abstenir. C'est la conduite qu'a tenue M. le professeur Verneuil en présence d'une luxation ancienne de l'astragale qui ne gênait pas sensiblement le sujet durant la marche et la station.

La perte ou l'altération des fonctions est donc le fait capital.

En effet, l'articulation qui, par suite de la perte de ses mouvements, et de la position vicieuse de ses segments, rend un membre invalide, n'a plus de fonction.

Toute opération destinée à lui rendre ses fonctions est une anaplastie.

La résection anaplastique aura donc pour but de restaurer les fonctions compromises d'une façon plus ou moins complète et contre lesquelles les moyens de thérapeutique non sanglants sont devenus insuffisants.

Il est un autre terme de la définition que nous voulons faire ressortir. Les résections anaplastiques seront ou radicales ou simplement palliatives : *radicales*, si à la restauration des fonctions, elles joignent la restauration de la forme ; *palliatives*, si les fonctions ne sont qu'en partie restaurées, si le membre invalide redevient utile, sans que les mouvements soient retrouvés.

Bien souvent l'anaplastie articulaire doit se contenter de ce succès incomplet ; laissât-elle persister la difformité après avoir fait cesser l'infirmité, son rôle est déjà très considérable.

Une classification très simple nous permettra d'embrasser d'un coup d'œil l'ensemble des difformités auxquelles peut remédier la résection anaplastique.

Les difformités articulaires sont congénitales ou acquises. Parmi les difformités congénitales, on trouve l'ankylose complète, le diastasis, les déviations et subluxations (pieds−bots, etc), les luxations congénitales ; bien peu d'entre elles donnent lieu à la résection. Il n'en est pas de même des difformités acquises parmi lesquelles nous rangeons les luxations traumatiques anciennes, les luxations pathologiques et les ankyloses.

CHAPITRE II

INDICATIONS ET CONTRE-INDICATIONS

Les difformités et les infirmités dont nous nous occupons ne mettent point en question l'existence de celui qui les porte et, par conséquent, les opérations destinées à les corriger pourront toujours être ajournées ou abandonnées au gré du malade ou du chirurgien.

Ce n'est donc qu'avec beaucoup de prudence, qu'après avoir calculé toutes les chances de succès et de revers et devant le désir formellement exprimé du malade, que l'on devra se résoudre à l'intervention.

Discuter les indications et les contre-indications des résections anaplastiques est donc de la plus haute importance.

Ces indications seront tirées : 1° de la gravité de l'opération ; 2° de la nature des difformités et de leur influence au point de vue fonctionnel ; 3° de la nature de l'opération et de son influence au point de vue du rétablissement des fonctions.

§ 1. — Pour bien étudier la gravité de l'opération nous devons envisager le sujet qu'elle atteint, le milieu et la blessure.

M. Berger (1) a suffisamment établi l'influence des maladies constitutionnelles sur la marche des traumatismes pour que nous n'ayons pas besoin d'y insister.

On s'inspirera donc des principes formulés dans son travail et si largement étendus par M. Verneuil qui s'honore d'être, en France, leur auteur et leur propagateur.

Nous dirons qu'ici, plus que jamais, on doit tenir compte de l'alcoolisme, de la syphilis, des affections des reins et du foie, du diabète, etc., etc, enfin et surtout de la scrofule, lorsqu'on discute l'opportunité de la résection.

Il faut toujours se souvenir que, dans les opérations plastiques, les insuccès prennent souvent la proportion de véritables catastrophes.

L'âge, dit M. Verneuil, crée un véritable état constitutionnel. Ici, ce principe reçoit une application éclatante.

Dans le jeune âge, le processus réparateur est plus prompt, les régénérations osseuses presque constantes. La résection sera d'autant plus indiquée que le sujet sera plus jeune.

Si son squelette n'est point encore développé, les difformités iront souvent en s'augmentant, deuxième motif d'intervention.

Enfin si le sujet est jeune, vigoureux, une infirmité peut nuire à son intérêt, à son existence ultérieure et ce facteur ne doit pas être négligé.

Toutes les conditions favorables aux résections sont donc réunies dans le jeune âge, facilité de décollement du périoste, vitalité et suractivité fonctionnelle de ce dernier. Chez l'adulte et le vieillard, les conditions sont différentes, le périoste est

1. Berger. Th. agrég., Paris. 1875.

difficile à décoller, il végète à peine et ne peut reproduire les extrémités réséquées.

Nous aurons à revenir sur ce sujet.

La considération du milieu est des plus importantes. Certes, le milieu où se font les opérations chirurgicales à Paris n'a pas changé, l'hygiène hospitalière n'a guère varié et pourtant depuis dix ans une révolution profonde s'est opérée. Les résultats ne sont plus comparables. Depuis ce temps on a mis plaies et blessés en dehors des influences extérieures.

A l'époque dont nous parlons on jouait gros jeu en faisant des résections anaplastiques. Mais, grâce aux pansements de Lister et aux divers modes de la méthode antiseptique, on en est arrivé à se mettre à l'abri de toute chance d'infection par la plaie.

On pourra juger par les observations consignées plus loin jusqu'où certains opérateurs étrangers, s'autorisant du pansement de Lister, ont pu pousser l'audace chirurgicale.

L'emploi de la méthode antiseptique annihile, autant que faire se peut, l'influence néfaste du milieu.

Reste à considérer la blessure.

Ici elle atteint des tissus sains ou presque sains, nouvelle condition pour que l'opération ait tout à fait chance de succès.

En effet, si le chirurgien attaque une ancienne luxation, il y rencontrera des déplacements d'organes, des adhérences résultant d'une inflammation éteinte. S'il intervient pour une ankylose vicieuse, il trouvera des extrémités osseuses hypertrophiées, des hyperostoses, des végétations du tissu osseux, des jetées résultant de l'ossification des ligaments. Mais l'inflammation est éteinte ou bien les tissus osseux ou fibreux seront dans un état d'inflammation hyperplasique particulier (1).

Le traumatisme, c'est-à-dire la résection portant sur eux, ne pourra donc déterminer qu'un état favorable à la soudure osseuse ou à la production d'un nouvel os, si l'on agit par la méthode sous-périostée.

1. Bouilly, *Des lésions traumatiques portant sur les tissus malades*, thèse de Paris, 1877, page 111.

En tous cas, si le sujet n'est point atteint d'une de ces tares organiques qui contre-indiquent d'emblée l'opération, la scrofule, par exemple, ce foyer précédemment enflammé ne sera pas suffisamment réchauffé pour nuire au processus réparateur.

Il est advenu parfois que, dans le fragment réséqué, se trouvait un séquestre qui, tôt ou tard, pouvait entraîner une nouvelle phlegmasie de la jointure.

Quant aux tissus péri-articulaires, si communément atteints par l'inflammation de voisinage, ils seront revenus à l'état normal. Les épanchements sanguins, si fréquents dans les gaînes fibroséreuses, seront résorbés ; toute trace d'inflammation péri-tendineuse aura disparu. De là les chances de phlegmon diffus écartées.

Nous poserons, en terminant, comme règle générale, que, pour opérer une résection anaplastique articulaire, il faut attendre la cessation de tout phénomène inflammatoire. C'était la règle que posait M. le professeur Richet dès 1850 (1).

Les membres difformes étant, par leur difformité même, sujets aux violences extérieures, seront en conséquence soumis, avant leur opération, à un repos suffisamment prolongé pour que les lésions déterminées par ces violences incessantes soient complètement guéries.

§ 2. — Les difformités en question sont le plus souvent dues à une altération du squelette ; quelquefois ce dernier est intact. Ce cas, le plus rare, se présente, par exemple, à la suite d'une brûlure et d'une rétraction cicatricielle, qui a placé les segments d'un membre dans une attitude vicieuse permanente rendant impossible l'exercice des fonctions.

Nous avons vainement cherché dans la littérature chirurgicale des résections faites pour cicatrices vicieuses. M. Verneuil, en 1862, consulta la Société de chirurgie (2) pour savoir s'il ne ferait pas bien de réséquer des portions de phalange dans un cas de flexion permanente des doigts qu'il avait vainement tenté de guérir par l'autoplastie.

1. Richet, thèse de concours. *Des opérations applicables aux ankyloses.*
2. Séance du 12 novembre 1862, t. III. p. 518.

« Il suffirait, dit-il, de faire l'extirpation de l'une des pha-
« langes (la première ou la seconde) en totalité ou en partie
« pour rétablir la proportion entre l'enveloppe trop restreinte
« et le squelette trop développé.

« Ne pouvant faire une anaplastie par prothèse, on en ferait
« une par exérèse. Cette opération peu grave laisserait espérer
« le rétablissement des fonctions. »

L'avis du corps savant ne fut point favorable à l'ingénieuse
idée du professeur. L'opération ne fut point pratiquée.

Le plus souvent il existe une déformation ancienne permanente du squelette occasionnant l'impotence des membres
et la perte des mouvements articulaires.

Les luxations traumatiques anciennes irréductibles, certaines
luxations pathologiques, les fractures articulaires vicieusement
consolidées ou terminées par ankylose, les ankyloses vicieuses,
c'est-à-dire dans une situation anormale, déterminent des
groupes bien tranchés de difformités ou d'infirmités, contre
lesquels la résection est appelée à lutter.

D'une façon générale est-on autorisé à pratiquer des résections pour des luxations traumatiques anciennes et irréductibles ?

Nous répondrons oui : 1° Toutes les fois que l'opération
étant jugée praticable, la luxation a pour conséquence l'impotence du membre, impotence à laquelle ne peuvent remédier
les mouvements supplémentaires se passant dans les articulations voisines ;

2° Toutes les fois que les os déplacés compriment les organes
importants, nerfs, vaisseaux et par suite des lésions qu'ils déterminent dans ceux-ci, ou bien compromettent les fonctions
des segments périphériques des membres ou bien provoquent
des douleurs et des troubles de nutrition considérables per-
manents et qui vont toujours en augmentant (1) ;

3° Enfin toutes les fois que l'emploi des machines a été infructueux ou jugé tel pour réduire la luxation.

Il est clair que l'époque où une luxation devient irréductible

1. Voir observ. I.

varie suivant chacune d'entre elles et suivant ses variétés. Nous n'avons point à l'indiquer ici.

L'indication de l'intervention est d'autant plus urgente que la fonction dévolue à la jointure est plus importante.

Comme on le voit, nous avons fait du chemin depuis l'époque où Malgaigne écrivait : « Les résections dans les luxations « compliquées sont d'une date ancienne, mais l'application « d'une pareille opération aux luxations simples était réservée « au dix-neuvième siècle. »

Puis après avoir passé en revue diverses opérations faites dans ce but, celle de Hey pour une luxation du pouce en arrière, celle de William, de Dublin (1849) pour une luxation du gros orteil, celles, moins heureuses de Textor (1823) pour une luxation du radius en arrière et d'Emmert (1847) pour une luxation du coude en arrière, il ajoute : « Je serai bref dans « mon jugement sur ces opérations : à aucun prix je ne vou- « drais m'y soumettre ; c'est assez dire que je les repousse « absolument. »

Que penser, par contre, des luxations pathologiques ? Nous ne possédons sur ce sujet qu'une observation due à Rose de Zurich (1). Il s'agissait d'une luxation pathologique de la hanche, la résection fut pratiquée. Ce point spécial mériterait d'être étudié à part. Nous aurions désiré pouvoir combler cette lacune, ce ne sera malheureusement pas la seule que nous aurons à regretter dans ce travail.

Nous laissons également de côté les luxations et les ankyloses congénitales. Il n'est pas dans notre intention de faire l'historique de la résection pour ankylose. Avant de reséquer les articulations pour rendre aux membres impotents de bonnes situations, on tenta l'ostéotomie. C'est Rhea Barton (1827-1835) qui inaugura l'ère des opérations sanglantes dans le traitement des ankyloses. L'ostéotomie avait des inconvénients qu'il est en dehors de notre sujet d'apprécier et pour cette raison beaucoup de chirurgiens, lui préférèrent et lui préfèrent encore la résection.

L'ankylose est un résultat souvent satisfaisant, et pour l'at-

1. Voir *Pièces justificatives*, page 45.

teindre; le chirurgien met tout en œuvre dans bien des circonstances. Mais pour que ce résultat soit enviable, il faut que l'ankylose se fasse dans une bonne attitude, c'est-à-dire dans une position telle que les membres ne deviennent point inutiles :

Ankylose dans l'extension pour la hanche et le genou, à angle droit pour le coude et le cou-de-pied, dans une abduction légère pour l'épaule.

L'ankylose rectiligne du coude et du cou-de-pied, l'ankylose angulaire du genou et de la hanche nécessitent une opération, il en est de même pour l'ankylose vraie de l'articulation temporo-maxiliaire.

La résection dans ces cas est indiquée toutes les fois que, par des manœuvres appropriées (chloroformisation, redressement ou flexion brusques), on ne peut transformer une attitude vicieuse en une position moins vicieuse, c'est-à-dire une infirmité complète et grave en une infirmité légère.

C'est la seule règle générale que nous puissions donner sur ce sujet.

Mais en suivant la conduite que nous indiquons, on ne fait que pallier l'infirmité, on ne la fait pas disparaître.

Etant donnée une ankylose dans une bonne position, réséquerons-nous pour obtenir des mouvements? Laissons de côté, pour un instant, la question d'opportunité ; les conditions dans lesquelles on peut obtenir ces mouvements seront discutées tout à l'heure. Ramenons la question à ces seuls termes : Faut-il ou non réséquer? M. Verneuil dit : Non absolument et dans tous les cas. M. Ollier dit oui (1), il faut réséquer pour obtenir des mouvements, mais dans des cas et chez des sujets spéciaux.

§ 3. Préciser ces conditions particulières, c'est étudier une nouvelle source d'indications tirées des résultats de l'opération au point de vue fonctionnel.

Que faut-il attendre de la résection? 1° La transformation de l'attitude vicieuse en une bonne attitude, et souvent le rétablissement complet des mouvements.

1. Lyon 1869. *De la résection des grandes articulations des membres.*

Chacun de ces résultats peut être recherché par le chirurgien comme but de l'anaplastie. Au coude, il faudra autant que possible restituer les mouvements, au genou, assurer la solidité du membre et se contenter de l'ankylose.

On doit attendre cela de l'opération, et voici dans quel cas. Les mouvements seront restitués chez l'enfant et l'adulte jusqu'à vingt-cinq ans, par la résection sous-capsulo-périostée ; ils ne le seront point chez l'adulte. L'ankylose sera obtenue dans les autres cas. Pourtant le périoste pourra reproduire les extrémités passé l'âge indiqué, c'est lorsqu'il a subi une légère irritation. Si bien que M. Ollier fait des résections avant l'extinction des phénomènes inflammatoires pour obtenir une régénération des extrémités articulaires et éviter les chances d'ankylose quand il voit celle-ci devenir imminente (1).

Si l'on veut pratiquer une résection anaplastique, il faut donc être sûr que le malade pourra se servir de son membre après l'opération. En effet, mieux vaudrait amputer au-dessus des malléoles pour une fracture malléolaire vicieusement consolidée et s'accompagnant d'une déviation du pied que de laisser au blessé un membre vacillant et tournant soit en dedans, soit en dehors dès qu'il veut s'appuyer sur lui.

On pourrait peut-être nous reprocher de ne point établir pourquoi nous préférons la résection à l'ostéotomie ou à l'ostéoclasie dans les lésions du genre de celles que nous avons étudiées.

Cette discussion nous entraînerait trop loin. Le parallèle de ces trois opérations a été fait avec talent par M. Chalot (2), et l'on pourra puiser dans son travail des documents sur ce sujet.

Par l'ostéotomie ou l'ostéoclasie on ne peut jamais reproduire de véritables articulations, ce que l'on fait par la résection et ce qu'il faut toujours chercher à produire quand ce résultat peut être obtenu. D'ailleurs chacune de ces opérations a ses indications particulières.

1. *Revue mensuelle* 1878, page 902.
2. Chalot. Th. d'agrég. Paris, 1878. Comparer entre eux les divers moyens de diérèse, page 109 et suivantes.

§ 4. Le pronostic de cette opération est une source d'indications précieuses. Le pronostic au point de vue fonctionnel, nous l'avons examiné dans le paragraphe précédent. Quelques chiffres donnés plus loin compléteront ce renseignement.

Resterait à voir quelle est la mortalité absolue dans ce genre d'opération, quelle est la mortalité relative comparativement à celle fournie par les résections pathologiques et traumatiques primitives ou secondaires.

Nous ne nous dissimulons pas que les chiffres trancheraient la question en faveur des résections anaplastiques ; mais il faudrait des chiffres, et nous sommes dans l'impossibilité d'en fournir d'assez considérables pour tirer des conclusions sérieuses.

Quoi qu'il en soit, voici quel est le résultat de nos recherches :

Nous avons signalé, dans notre travail, 187 résections faites pour des difformités différentes ; 14 fois cette opération a déterminé la mort, soit une mortalité brute de 6,9 pour 100.

Si nous compulsons les chiffres rassemblés dans l'article d'Ollier et que nous les rapprochions des premiers, nous ne laisserons pas que d'être étonnés (1).

En effet, 1,357 résections traumatiques mentionnées à ce chapitre ont entraîné 486 fois la mort, soit 38 pour 100.

Quant aux résections pathologiques, elles ne donnent que 23,45 pour 100 de mortalité.

Sur 528 résections, on compte 124 décès.

Mais si nous rapprochons les chiffres concernant certaines résections particulières, nous serons encore plus surpris.

Pour le genou, la mortalité est : de 30, pour 100 dans les résections pathologiques ; de 89 pour 100, dans les résections traumatiques, et de 7,31 pour 100, dans les opérations anaplastiques. Nous pourrions continuer la comparaison.

Ces chiffres n'ont d'importance que par suite même du grand écart existant entre eux et qui prouve bien combien sont différentes les conditions dans lesquelles se pratiquent les deux

---

1. *Résection, in Dictionnaire encyclopédique des sciences médicales*, t. 3 ; 3ᵉ série.

résections, combien différents sont les résultats que l'on est en droit d'obtenir de ces deux applications de la même opération.

Les résultats au point de vue fonctionnel étant établis à propos de chaque articulation, nous nous abstiendrons d'en parler ici.

Nous avons laissé, pour en parler en dernier lieu, certaines difformités le plus souvent congénitales, à savoir : le genu valgum, le pied-bot, etc. Convient-il de traiter ces difformités par la résection? Tout dépend évidemment de la gêne que ces affections apportent aux fonctions.

Ce n'est point dans cette étude générale que nous pouvons aborder ce sujet particulier. Toutefois, nous ferons remarquer que la résection, si elle est pratiquée dans ces cas, porte sur des articulations absolument saines, et que toutes les conditions exigées des tissus qui doivent subir le contact de l'instrument tranchant sont ici réunies. Nous verrons dans les articles spéciaux, *genou*, *pied*, s'il y a lieu, oui ou non, de pratiquer des résections pour obvier à ces difformités et dans quel cas seulement il faut y songer.

CHAPITRE III

MANUEL OPÉRATOIRE

Nous n'étonnerons personne en disant que le manuel opératoire dans ces résections diffère sensiblement de celui des résections faites pour tumeur blanche ou de celui des résections traumatiques.

En effet, les conditions dans lesquelles se trouvent l'opérateur sont aussi variées et aussi variables que les difformités qui se présentent. Presque toutes les parties constituantes des jointures concourent à la production de la difformité. En premier lieu, les surfaces articulaires ne présentent ni formes ni rapports normaux : à la suite de l'inflammation qui a pu atteindre précédemment la jointure, les os déplacés ont pu augmenter de volume, leur densité s'accroître par l'ostéite condensante d'ancienne date, les surfaces articulaires se mettre en connexion avec différents os du voisinage qui n'ont d'habitude aucun rapport avec elles ; de sorte que les interlignes articulaires n'ont plus ni la même direction, ni la même étendue, les points de repère n'ont plus désormais raison d'être ni de servir. Que les extrémités osseuses aient été fracturées, que la consolidation se soit effectuée dans une position vicieuse, il existera des cals exubérants avec la dureté et la solidité desquels on devra compter ; et qui plus est, par suite de la mauvaise position des segments des membres, cette déviation des extrémités fracturées pourra bien amener des synostoses qui d'aventure tiendront bien longtemps l'opérateur en haleine (1). Les ligaments rétractés n'opposent point d'ordinaire de résistance notable. Mais ils peuvent, si la lésion date de loin, avoir subi une ossification presque complète. C'est souvent par l'intermédiaire de ceux-ci que s'établissent les jetées osseuses périphériques si difficiles à vaincre dans certaines ankyloses, et contre lesquelles nous verrons M. Ollier s'attaquer tout d'abord dans les résections du coude. Combien seront plus grandes encore les difficultés, et combien différera des résections ordinaires le manuel opératoire, si la fusion osseuse est complète entre les surfaces articulaires. Ici, la résection change de caractère et de nom : c'est une ostéotomie. Mais, il faut bien le dire, ces cas sont rares. Le plus souvent, la soudure est due à des brides que l'on rompt par la flexion forcée, à des ligaments que l'on arrive à sectionner.

Ces obstacles, qui sont de règle dans les ankyloses, se rencontrent bien moins dans les luxations anciennes. Il est vrai que l'on trouve également dans celles-ci des jetées osseuses ; mais différente est leur production, moindre aussi leur solidité. Elles sont dues au décollement périostique, si facile chez les jeunes sujets. Le périoste décollé suit une esquille, végète par sa partie profonde et fournit des ostéophytes qui en imposent souvent pour des extrémités articulaires déplacées après fracture.

---

(1) 2e cas de M. Verneuil, obs. II, page 35. Obs. V de la thèse de Dubourg résumée, page 58.

Il faut tenir compte de ces faits, signalés par M. Ollier, si l'on
veut conduire à bien l'opération, car ces ossifications nouvelles
peuvent amener la fusion des deux os voisins, et nécessiter des
temps opératoires spéciaux.

Nous parlerons à peine des rapports anormaux des organes
périarticulaires; ils sont la conséquence des précédents. Aussi,
plus que jamais, dans ses résections, il faut s'attacher à suivre
pas à pas les os. C'est dire que la méthode sous-périostée,
toutes les fois qu'elle peut être employée, doit avoir la préférence.

Un dernier groupe de lésions secondaires doit préoccuper
l'opérateur avant et pendant son intervention. Le résultat ultérieur dépend bien souvent des dispositions prises à ce sujet.
Voici ce dont il s'agit : Par suite des déviations anormales, les
muscles qui ont leur point d'insertion sur deux segments
osseux que l'accident a rapprochés, se sont contracturés lentement, puis rétractés d'une façon permanente. Si, par le fait de
la résection, leurs attaches ne s'éloignent point, leur influence
sera nulle, ou à peu près; dans le cas contraire, ils tendront
constamment à reproduire la déviation. Ceci admis nous conduit
directement à la *ténotomie.* Elle fut faite dans un cas rapporté
plus loin. La ténotomie doit être réservée à des cas spéciaux que
nous ne pouvons préciser dans une étude générale. Cette participation des muscles dans les déviations secondaires, M. Verneuil l'avait observée dans des cas bien surveillés du reste, mais
où un groupe musculaire étant déchiré, le groupe antagoniste
entrait en action pour ramener les organes dans leur position
vicieuse. Il avait déjà, dans des cas de ce genre (au poignet, au
cou-de-pied), pratiqué la ténotomie (1).

De ce qui précède, il résulte que l'opération doit être conduite d'une façon entièrement différente de l'ordinaire.

L'ischémie, par la méthode d'Esmarch, est ici plus que jamais
indiquée.

Il ne faut point compter, en général, faire une désarticulation préalable, puis une résection des extrémités osseuses amé-

(1) *Mém. et Bullet. de la Société de chirurgie,* 1878; t. IV, p. 694 et suiv.

nées au dehors à travers les incisions. L'articulation n'existe plus les trois quarts du temps.

Aborder en premier lieu l'os le plus volumineux ou le plus accessible par une incision appropriée, blessant le moins d'organes possible, nous paraît la conduite à tenir. Puis, cet os découvert, l'attaquer, en enlever le segment nécessaire. Ici commence la difficulté. Bien souvent on ne peut circonscrire cet os par suite de sa soudure avec un os voisin, ou de son rapprochement trop intime avec une autre portion déplacée du squelette. La tactique doit alors changer : on fera disparaître cet os en le morcelant. Cette méthode du morcellement qui, appliquée à l'extraction des myômes utérins volumineux, et de certaines tumeurs kystiques de l'ovaire, a donné de si louables résultats, est, selon nous, très précieuse dans le cours d'une résection anaplastique. Soit avec le ciseau, soit avec la scie ou les cisailles, on entame cet os, on en distrait un fragment peu volumineux; puis, par la brèche, on enlève un segment nouveau, jusqu'à ce que la totalité de la portion à réséquer ait disparu. Les parties profondes sont alors attaquées par cette voie, ou bien semblablement, si le premier procédé ne peut pas être employé; si l'on peut luxer à travers la brèche les autres os que l'on doit sacrifier, il faut le faire de suite, et procéder alors comme dans les résections ordinaires.

Lorsque l'opérateur aura le champ libre, il n'aura qu'à régulariser les extrémités osseuses ainsi morcelées, et tout sera dit.

Avec les instruments ordinaires, on risque de faire des régularisations incomplètes. C'est peut-être ici le cas de rappeler que M. Ollier a présenté à la Société de chirurgie une scie à résection découpant les os avec une grande netteté et sans secousse, comme certains appareils découpent le bois en dentelures fines. Nous empruntons la description suivante au *Journal de médecine et de chirurgie pratiques*, novembre 1879, p. 517.

« C'est une scie circulaire de petit calibre, mise en mouvement par un grand volant auquel elle est rattachée par une courroie de caoutchouc. On voit que c'est une machine à proprement parler. L'opérateur tient à la main un double manche en bois et fait des tractions sur la courroie pour se mettre en bonne situation. Il tient les manches vigoureusement avec ses deux mains et présente la scie aux parties qu'il veut réséquer. La scie, qui tourne avec grande rapidité, coupe l'os avec une facilité merveilleuse, en lamelles ; si l'on veut des lambeaux ostéo-plastiques, elle coupe net et sans vider les cellules de leur moelle, sans ébranler l'os en aucune façon.

« Depuis un an, M. Ollier a employé fréquemment cet instrument construit pour lui par M. Collin, et les résultats lui ont paru excellents. C'est merveille en effet de voir l'éminent chirurgien, avec son admirable sûreté de main, manier cette scie sur un os qu'il coupe en tous sens. Cette machine intelligente permet de limiter les sections et de conserver le périoste là où on l'eût infailliblement coupé.

« Mais outre qu'une pareille machine n'a guère sa place que dans un hôpital et dans une clinique très importante, on est effrayé à la pensée des désastres que peut causer une échappée de la scie. Le membre d'un patient serait tranché du coup, et les doigts des aides subiraient le même sort. Un mouvement intempestif du malade, un instant d'inattention chez l'aide, une maladresse du manœuvre qui tourne la roue et fait déranger le bandage ne serait pas moins menaçant.

« Pour devenir pratique, cet instrument devrait être modifié pour la sécurité. »

L'idéal de l'anaplastie serait de remettre tous les organes en place sans en sacrifier aucune partie. Ce sacrifice est nécessaire dans les résections, qui rentrent par cela même dans la classification des anaplasties par *exérèse*. Mais il est naturel que l'on ait songé à le faire le plus minime possible. Aussi voyons-nous les opérateurs réséquer, tantôt les deux surfaces articulaires dans une articulation à deux os, tantôt un seul, et dans les articulations à trois os n'enlever qu'une portion de l'un d'entre eux, de deux, ou des trois à la fois. Pour certaines jointures, l'expérience montre que la résection totale est préférable, mais pour d'autres la conduite à suivre n'est point aussi fixée. C'est pourquoi nous voyons les chirurgiens différer d'opinion et de pratique sur leur compte.

Dans certaines de ces résections (cou-de-pied), on peut combiner avec avantage l'ostéotomie d'une portion du squelette avec la résection d'une autre portion. Tout dépend du cas particulier.

A propos des résections partielles, ajoutons que certains chirurgiens les ont faites à dessein dans le but d'obtenir plus sûrement le rétablissement des mouvements. Watson d'Edimbourg suivait cette pratique en même temps que celle du morcellement dans les résections du coude. Le succès ne vint pas toujours couronner ses efforts, ni ceux de ses imitateurs (1).

Certains auteurs, M. Ollier entre autres, admettent qu'on obtient d'autant plus sûrement la restauration parfaite des mouvements qu'on a fait une résection plus complète, à condition toujours de suivre la méthode sous-périostée.

L'opération terminée, il reste à instituer le traitement.

C'est grâce à la méthode antiseptique que des audaces chirurgicales, telles que certaines résections dont il sera question plus loin, sont admissibles et permises. Cette méthode et ses modifications seront donc toujours mises en usage. Le pansement de Lister est plus facile à employer dans certaines résections, le pansement de Guérin dans telles autres. C'est l'affaire du chirurgien de savoir choisir ses appareils et ses pansements dans des cas donnés.

La position à donner aux segments réséqués est celle où l'on voudrait les voir s'ankyloser, c'est-à-dire une position telle que dans le cas d'ankylose complète, le membre soit utile. Il est certaines articulations où l'ankylose est non seulement un résultat peu enviable, mais presque un insuccès. Pour ces jointures, il faudra provoquer des mouvements à une époque et dans des limites variables, mais qui ne diffèrent pas sensiblement de celles indiquées pour les résections ordinaires.

Si les membres ne peuvent être utiles qu'à la condition d'une ankylose solide, l'immobilisation sera prolongée aussi longtemps qu'il sera nécessaire pour obtenir ce résultat.

(1) Edimburgh, *Med. Journ.* mai 1873.

SECONDE PARTIE

RÉSECTIONS ANAPLASTIQUES DES PRINCIPALES ARTICULATIONS

Pour être fidèle à notre plan, nous allons successivement étudier les résections anaplastiques dans les principales articulations. Il en est que l'absence de documents nous oblige à passer sous silence, d'autres dont l'histoire sera simplement ébauchée, les indications recueillies ne nous permettant pas de la présenter complète.

ARTICLE I. — Résection temporo-maxillaire.

La résection de l'articulation temporo-maxillaire est une opération rare. On ne la pratiqua que quatre fois d'après nos recherches : trois fois pour ankylose, et une fois pour luxation double irréductible.

Bottini (1) fit la résection des deux condyles pour une ankylose survenue à la suite d'arthrite traumatique.

Kœnig (2) fit également la résection du condyle dans deux cas d'ankyloses consécutives à une inflammation articulaire.

C'est à Mazzoni (3) qu'est due la résection des deux condyles pour luxation irréductible.

Les trois opérations furent suivies de succès. Nous ne pouvons évidemment point nous prononcer sur la valeur de cette opération, en présence de ce petit nombre de cas.

Schulten dans un mémoire récent, a cherché à montrer que dans les cas d'ankyloses vraies temporo-maxillaires, l'ostéotomie

---

(1) Bottini. *Communication faite à l'acad. royale de médecine de Turin*, 1872.

(2) Kœnig, *Die Kieferklemme in Folge von entzündlichen Processen im Kiefergelenk und deren Heilung durch gelenkresectionen. Deutsche Zeitschrift für Chirurgie.* 1878.

(3) Tamburini. *Arch. di chirurg. prat. di Palasciano.* XIV. p. 334. 1877.

du col du condyle est préférable au procédé de Rizzoli ou d'Esmarch. Kœnig préfère la résection. Schulten fixe les règles de l'opération qu'il préconise, et ne voit d'obstacle à la pseudarthrose cherchée que le trop grand rapprochement des fragments divisés par le ciseau (1). Il nous semble que la résection met à l'abri de cette crainte. Ainsi que le fait observer Kœnig, cette opération permet d'obtenir une pseudarthrose à la place même de l'articulation, ce qui rend plus faciles et plus normaux les mouvements physiologiques de la mâchoire inférieure.

Les procédés opératoires employés par les trois chirurgiens précités diffèrent fort peu l'un de l'autre. Nous décrirons brièvement celui de Kœnig : « On fait une incision le long du bord inférieur de l'arcade zygomatique, en évitant l'artère temporale que l'on rejette en arrière au devant de l'oreille ; cette incision va jusqu'à l'os. Du milieu de cette incision, une deuxième est abaissée perpendiculairement ; elle ne doit intéresser que la peau. Les parties molles sont détachées en rasant l'os, à partir de l'arcade zygomatique, et de la sorte est mise à nu la partie antérieure et postérieure du condyle. — On fait la section du condyle avec la scie, ou de préférence avec un ciseau. Ce dernier sert également à détacher les prolongements osseux. S'il existe une synostose complète, on glisse le ciseau au-dessous de la racine de l'arcade zygomatique. Il faut éviter de lui donner une inclinaison oblique en haut, de peur de pénétrer dans la boîte crânienne. En se servant du ciseau, il ne faut aller que par petits coups de façon à creuser d'abord un fossé. Lorsque la section est complète, le fragment est retiré avec une pince ou un élévatoire. Il faut quelquefois sectionner des faisceaux du ptérygoïdien externe ou des débris de la capsule. — Pour enlever, en cas de besoin, l'apophyse coronoïde, il suffit de prolonger la première incision ; de cette façon, le nerf facial, le canal de Sténon, la maxillaire interne, sont préservés.

____

(1) Schultan, *de l'ankylose de la mâchoire inférieure et de son trait. Trad. in. Archives gén. de médecine,* 1879.

Après l'opération, on place entre les mâchoires un dilatateur et durant la cicatrisation de la plaie, on surveille la gymnastique de la mâchoire. »

L'examen du malade fera juger si la résection doit être tentée des deux côtés ou d'un seul.

Une particularité est importante à signaler dans le cas de Mazzoni. Après la section du col des condyles, ceux-ci rentrèrent dans leur cavité. Mazzoni se propose, dans des cas analogues, de fixer ces condyles à l'aide d'une vis à main, et de les empêcher de fuir. Ce procédé semble peu rationnel et peu indiqué à l'auteur de l'analyse du cas de Mazzoni (1), puisque la guérison a eu lieu et le rétablissement des mouvements a été parfait par la simple discision des condyles sans décapitation.

L'idée de réséquer les condyles de la mâchoire inférieure n'est pas récente, car Otto Weber l'admettait, quand ces luxations, devenues irréductibles, entraînaient des troubles fonctionnels considérables (2).

Article II. — Résections de la hanche et de l'épaule.

Nous réunissons dans le même article les résections anaplastiques de l'épaule et de la hanche. Ici, nous trouvons les mêmes indications opératoires que dans l'article précédent, et les mêmes procédés employés, à savoir l'ostéotomie et la résection.

L'ankylose de la hanche, dans une position vicieuse, de même que celle de l'humérus, peuvent nécessiter la résection ou l'ostéotomie. Mais l'ankylose de la tête humérale et de la cavité glénoïde est rarement une cause de résection. Depuis Rhea Barton, l'ostéotomie du col fémoral et l'ostéotomie soustrochantérienne ont été nombre de fois employées avec succès; la résection, rarement. L'ostéotomie du col huméral est des plus rares. Tout au plus en est-il fait mention une seule fois. Elle aurait été pratiquée par Mears de Philadelphie (3).

(1) Adelmann, — *Schmitt's.* 1877, p. 49.
(2) Pitha et Billroth. *Handbuch* III. 1re partie, p. 291.
(3) Mears *Philad. med and surg. reporter.* Octobre 1877.

Quant aux luxations irréductibles, elles ont donné lieu à des tentatives de résection couronnées de succès. C'est le professeur Rose, de Zurich (1) qui fait une résection pour une pseudarthrose consécutive à une ancienne coxitis aiguë ; puis Volkmann (2), pour une luxation irréductible de la hanche.

Nous trouvons dans la clinique de Langenbeck (3) trois observations de résections de la tête humérale pour luxations anciennes. Deux fois la tête luxée comprimait l'artère axillaire et le plexus brachial à ce point que les mouvements de l'avant-bras et de la main étaient annihilés ; les douleurs étaient en même temps intolérables.

La résection fut faite 5 mois, 10 mois et 5 semaines après l'accident. Deux fois elle fut faite par l'aisselle, la luxation s'étant produite dans ces deux cas en avant et en dedans. Les résultats furent favorables dans deux cas, et les mouvements récupérés. Un des opérés mourut de pyohémie.

Article III. — Résection du genou.

La question des résections du genou appliquées aux difformités nous semble tout à fait élucidée aujourd'hui et même tranchée pour ce qui est de l'ankylose. Aussi nous serons bref sur ce sujet, et nous ne ferons que mentionner les résultats obtenus jusqu'à présent.

Au genou, trois ordres de lésions mettent en question la résection articulaire : l'ankylose vicieuse, les luxations anciennes, et les déviations sans lésions articulaires, le *genu valgum* ou le *genu varum*.

À guérir l'ankylose vicieuse du genou, bien des chirurgiens se sont appliqués. Cette ankylose est ordinairement angulaire. Quelquefois elle s'accompagne d'une rotation des os de la jambe sur leur axe; la pointe du pied est tournée en dehors.

(1) Rose, *Corresp. Blatt fur schweizer Aerzte.* 1874; n° 17; p. 488.
(2) Ranke. *Berliner Klin. Wochenschrift.* N° 25 1877.
(3) Langenbeck. *Clinique et policlinique du 1er mai 1875 au 30 juin 1876;* in *Archiv. fur klin. Chirurgie.* 1877. t. XXI *Anhang gelenkresectionen,* p. 364 et suiv.

et le genou prend la position du *valgus*. Cette ankylose peut être complète, c'est-à-dire osseuse, — le fait est rare, — ou fibreuse. Bien souvent, surtout dans le jeune âge, à la suite de tumeur blanche ou d'arthrite, les condyles sont augmentés de volume en leur partie antérieure, le tibia usé dans sa partie postérieure, d'où obstacle au redressement. Les tentatives faites pour l'obtenir déterminent le plus souvent des luxations en arrière.

Pour que la résection soit indiquée, il faut :

1° Que tout phénomène inflammatoire ait cessé dans la jointure ;

2° Que les tentatives de redressement aient échoué, ou soient jugées d'avance infructueuses, à la suite de la chloroformisation ou même de la ténotomie ;

3° Que l'ankylose soit angulaire et rende impossible la progression et même la station debout.

Dans ces conditions, la résection doit être préférée à l'ostéotomie linéaire ou cunéiforme de Rhea Barton, car elle supprime l'articulation, c'est-à-dire un foyer susceptible de s'enflammer. Cette résection, proscrite longtemps en France, fut tentée avec succès par Bœckel (1865) et Richet (1868). Elle est faite non moins heureusement à l'étranger. Pénières (1), Poinsot (2) se sont occupés de la question ; nous renvoyons à ces auteurs ceux qui veulent étudier les détails et la controverse. Le dernier de ces auteurs a réuni 77 faits de résection, sur lesquels il note 4 morts (3).

Le résultat que l'on doit rechercher est l'ankylose. Sur les 77 cas cités par Poinsot, 67 fois le résultat définitif est signalé. Une fois seulement il fut incomplet. C'était chez un malade de

---

(1) Pénières, thèse de Paris, 1869. *Des résections du genou.*

(2) *Bulletins et Mémoires de la Société de chirurgie de Paris*, t. V, 1879, p. 461.

(3) Durant notre internat, nous avons observé deux cas de résection faite pour ankylose angulaire et déviation latérale. Les deux opérations furent suivies de mort. Ces observations ne sont pas publiées, ce qui donnerait 6 morts sur 79 cas.

Nussbaum qui conserva une telle mobilité du genou qu'un appareil prothétique fut nécessaire.

Dans la moitié des cas heureux, la marche pouvait s'effectuer sans secours étrangers. Dans l'autre moitié, le résultat est noté comme bon sans plus de détails.

Il est un point particulier que nous voulons signaler et poser sans le résoudre : dans l'ankylose rectiligne avec augmentation de la longueur du membre, la résection ne serait-elle point indiquée et nécessitée par la difficulté de la marche?

Il n'est point venu à notre connaissance de faits de luxations anciennes du genou ayant nécessité la résection.

Les déviations des genoux en dedans ou en dehors en ont été au contraire plusieurs fois l'occasion. Nous ne dirons rien de la valeur relative des différentes méthodes employées pour le redressement du genu valgum ou du genu varum. Delore préconise le redressement brusque ; les succès de la méthode sont nombreux. L'étude de ce procédé sort de notre sujet. Il en est de même de l'ostéotomie cunéiforme pratiquée par Chiene (1), Macewen (2) et Billroth sur le fémur seul; Max Schede (3), Bœckel, Cowell, H. Marsh, Von Heine, et Krabbel (4) sur le tibia. Bauer, en Allemagne, Howse (5), en Angleterre, firent des résections complètes pour *genu varum*. Annandale (6), d'Edimbourg, pour un genu valgum rachitique, ouvrit le genou, coupa les ligaments croisés, et réséqua la portion saillante du condyle interne. Les trois opérés conservèrent les mouvements de la jointure.

Mais à cette résection tend à se substituer actuellement un procédé dû à Ogston, d'Aberdeen. Ce chirurgien détache de son voisin, à l'aide d'une scie, le condyle qui proémine et

---

(1) Chiene, *Edinburgh med. Journ.*, 1877, XXIII, 260.

(2) Macwen, *Antiseptic osteotomy for genu valgum. The Lancet*, 30 mars et 28 décembre 1878.

(3) Max Schede, 6ᵉ *Congrès des chirurgiens allemands*, 1877.

(4) Krabbel, *Jahresbericht dés Chir. Abtheilung des Cœlner Burgerhospital. Arch. f. Klin. Chir.* XXIII, 831.

(5) Howse, *Guy's hospital Reports*, 1875, 431.

(6) Annandale, *Edinburgh, med. Journal*, avril 1875.

occasionne ainsi la déviation, puis redresse le membre. Le condyle réséqué remonte, se soude dans une bonne position : la déviation est ainsi corrigée. Ce procédé repose sur la théorie de l'hypertrophie condylienne et ne saurait être employé quand le tibia est seul en cause. Ogston pratiqua trois fois cette opération. On en compte actuellement quarante et un cas.

Nous ne pouvons nous étendre davantage sur ce procédé d'ostéo-arthrotomie qui sort tant soit peu de notre sujet, et nous renvoyons les lecteurs à la revue critique faite par M. de Santi sur le genu valgum et les procédés modernes de son traitement (1).

Article IV. — Résection du coude.

Si résection a été pratiquée souvent, c'est bien celle du coude, et si auteur en a bien précisé les indications et le manuel opératoire, c'est à coup sûr M. Ollier. Tout récemment encore, cet auteur mettait au jour un mémoire sur la résection du coude pour ankylose, réunissant sous ce titre les résections pour ankyloses dues à l'inflammation ou à des luxations anciennes.

Notre tâche est donc considérablement simplifiée, et nous nous contenterons de résumer l'opinion du maître en y ajoutant quelques faits à titre de complément.

Voici les indications qu'il pose :

L'ankylose rectiligne chez un adulte, un vieillard, vaut mieux qu'une articulation branlante ; aussi dans les ankyloses de 120° à 140°, si le sujet est âgé, faut-il hésiter. Mais s'il s'agit d'un sujet ayant moins de vingt-cinq ans, l'opération est indiquée ; on doit la faire, car on est sûr de reproduire les extrémités osseuses et de rétablir les mouvements. Les os du bras et de l'avant-bras croissant par leur extrémité inférieure, on ne peut objecter l'arrêt de développement consécutif comme contre-indication. Enfin, pour prévenir un mauvais résultat, il vaut mieux s'exposer à reconstituer une jointure trop raide que trop lâche. Il faut d'autant plus rapprocher les os après l'opération, que le périoste aura moins de tendance à régénérer des extré-

____

(1) *Archives générales de médecine.* Juin 1879, p. 712 et suiv.

mités articulaires nouvelles. S'il existe une ankylose rectiligne des deux côtés, l'opération est formellement indiquée d'un côté, chez n'importe quel sujet, la transformation d'une des deux ankyloses rectilignes en ankylose angulaire devant être d'un secours considérable pour le patient.

M. Ollier recommande la méthode sous-périostée, et l'incision en baïonnette, quand on peut rompre les adhérences sous le chloroforme par le brisement forcé, c'est-à-dire dans les ankyloses fibreuses. S'il existe des jetées impossibles à rompre avec les mains, un procédé spécial doit être employé. Nous ne saurions mieux faire que de citer textuellement notre auteur (1) :

1er TEMPS. — *Incision externe et dénudation de la région des articulations radio-humérale et radio-cubitale supérieure et de l'olécrâne.* — Incision commençant à 4 centimètres au-dessus de l'épicondyle, descendant vers cette apophyse dans la direction de la crête externe de l'humérus et se prolongeant en bas à 20 millimètres au-dessous de sa saillie, jusqu'à l'articulation radio-cubitale, qu'elle doit découvrir. De l'extrémité inférieure de cette incision part le second trait, qui se dirige obliquement en dedans vers le milieu de la hauteur de l'olécrâne ; là, l'incision change de direction et côtoie dans une étendue de 4 centimètres le bord correspondant du cubitus. On les prolongera plus tard si c'est nécessaire. Cette incision brisée prolongée jusqu'à l'os, on dénude avec la rugine tranchante l'épicondyle et l'espace correspondant à l'articulation radio-humérale. On commence ensuite à détacher l'insertion du triceps pour mettre à nu l'olécrâne.

On peut ainsi découvrir les adhérences du radius au cubitus et de l'olécrâne à l'humérus. Si ces adhérences, quoique en partie osseuses sont friables, on les fait sauter avec le détache-tendon manié avec la main, ou bien avec le ciseau au moyen d'un maillet. Cette section d'une partie des adhérences osseuses opérée, on pourra dans beaucoup de cas briser le reste avec l'effort des mains. Si on éprouve une trop forte résistance, on passe alors au second temps.

2e TEMPS. — *Incision interne et dénudation de la région interne de l'articulation ; protection du nerf cubital.* — Une incision de 4 centimètres, dont le milieu doit correspondre approximativement à l'ancien interligne articulaire, est faite à la partie interne, au niveau de l'épitrochlée, en dedans du nerf cubital, on cherche d'abord à mettre ce nerf à l'abri ; on charge toute l'épaisseur des tissus mous (périoste compris), sur un large crochet mousse, et on ramène le tout en dehors, c'est-à-dire vers l'olécrâne ; avec le détache-tendon, on dénude ensuite la saillie de l'épitrochlée et la région correspondant à l'interligne articulaire. On enfonce alors avec le maillet un ciseau entre le cubitus et l'humérus et, en le dirigeant avec prudence en dedans et en dehors, on fait sauter

(1) *Revue mensuelle de médecine et de chirurgie,* 1878, t. I, p. 416 et suiv.

sans dépasser les limites de l'os, les adhérences interosseuses. Il faudrait qu'il y eût en avant des jetées osseuses très solides et très épaisses pour que ce deuxième temps ne suffît pas pour permettre le brisement du reste des adhérences. Si cette complication existait, il faudrait alors revenir sur ses pas, et passer au troisième temps, à la section avec la scie de l'humérus immédiatement au-dessus des saillies de cet os.

3° TEMPS. — *Section de l'humérus avec la scie.* — Si, en raison de la compacité trop grande du tissu osseux intermédiaire, et par crainte de produire des éclats irréguliers, on a dû renoncer à achever l'opération avec le ciseau, il faudra scier l'humérus au-dessus de ses tubérosités latérales et de la pointe de l'olécrâne. Pour que la scie puisse être manœuvrée sans léser les parties molles, on détache d'abord le périoste de la face postérieure de l'humérus, et on dénude, aussi loin en avant que le permettent les incisions cutanées, l'épicondyle et l'épitrochlée. On écarte alors les lèvres antérieures des deux plaies latérales, et on soulève, avec une spatule flexible ou un ruban de fil passé sous le triceps, la masse des tissus mous qui se trouvent en arrière de l'os. On scie l'os à la hauteur indiquée avec une scie cultellaire, en ayant soin de ne pas l'entamer dans toute son épaisseur; on laissera une lame antérieure qu'on brisera par l'effort des mains, pour éviter la lésion des parties molles avec la scie. L'obliquité du trait de scie facilitera l'issue à travers la plaie externe des fragments osseux qu'il faudra régulariser.

4° TEMPS. — *Résection successive des extrémités osseuses rendues mobiles par le brisement forcé ou l'ostéotomie.* — Il s'agit maintenant de retrancher les extrémités osseuses composant l'ancienne articulation. On aura recours à la scie ou la cisaille, selon l'âge du sujet et la résistance des tissus osseux. On enlèvera l'ancienne articulation tout entière, et, pour les os de l'avant-bras, on aura soin de les sectionner au-dessous de leurs adhérences latérales osseuses ou fibreuses. Si ces adhérences s'étendent au loin, on sectionnera ces os à des niveaux différents, et l'on poursuivra le radius jusqu'au-dessous de la tubérosité bicipitale, s'il le faut. Le biceps, continuant de s'insérer sur la gaine périostique, conservera son action sur le radius.

La résection du coude doit être totale, si l'on veut obtenir une nouvelle articulation douée de mouvements.

La résection partielle entraîne le plus souvent l'ankylose radio-cubitale supérieure, cette articulation se trouvant compromise par l'inflammation suppurative durant le processus réparateur, et dès lors les mouvements de pronation et de supination. La tendance à l'ankylose étant très prononcée chez les jeunes sujets, il faut l'éviter à tout prix.

C'est Watson (1), d'Édimbourg, qui a tenté de réglementer cette

(1) P. Watson, *Edimburgh medical Journal,* mai 1873.

résection partielle. Nous empruntons, en la résumant, la description de son procédé au *Journal d'Edimbourg*. Watson emploie cette méthode de résection du coude dans les cas d'ankylose due à un traumatisme limité à l'extrémité inférieure de l'humérus, de telle nature que l'altération simultanée du radius et du cubitus, ou des deux à la fois, ne réclame pas une intervention chirurgicale pour eux-mêmes. En voici le manuel opératoire : 1° incision linéaire au-dessus du nerf cubital, un peu plus longue que celle employée autrefois dans l'ancienne méthode par une seule incision ; — 2° le nerf cubital est porté au-dessus de l'épitrochlée ; — 3° un bistouri mousse est introduit dans la jointure, devant l'humérus et ensuite par derrière, étant porté en haut de manière à diviser les ligaments antérieur et postérieur de l'articulation. — La pince à os est employée pour détacher entièrement l'épitrochlée et la trochlée. On la pousse ensuite dans une direction diagonale pour détacher le condyle et l'épicondyle. L'extrémité inférieure de l'humérus est régularisée : pour cela, on la fait saillir à travers l'incision, et on la scie à angle droit. Par des tractions, et avec l'aide du couteau, on fait sortir le condyle et l'épicondyle par la plaie.

Nous pouvons voir par là que Watson, lui aussi, procède par morcellement. Le fait est qu'il n'eut pas toujours des succès ; il fut obligé de réséquer trois fois le même sujet chez lequel l'ankylose se reproduisait. Le résultat de l'opération fut moins fâcheux, mais incomplet cependant, au dire même du chirurgien traitant, chez un opéré de Jamieson. L'observation est relatée plus loin (1).

Nous nous rangeons complètement à l'avis de M. Ollier ; mais nous pensons que le radius et le cubitus doivent être sectionnés, et, s'il le faut, à des hauteurs différentes, pour prévenir toute chance d'ankylose. — Une remarque faite par M. Ollier, et de la plus haute importance, est celle-ci : Si l'on résèque pour ankylose par fusion osseuse complète ou incomplète, la capsule articulaire n'existe plus, et après résection, le périoste

____

(1) Voir *Pièces justificatives*, p. 50. Al. Jamieson. Customs med. Rep. 1874 ; n° 8 de la série, p. 2. Shangaï, 1875.

détaché, les ligaments, les vestiges de capsule, tout tend à s'ossifier. Il y a donc impossibilité du rétablissement de l'articulation. L'ankylose consécutive est pour ainsi dire forcée. C'est pourquoi il a inventé un temps opératoire spécial : il enlève une zone circulaire de la gaîne périostique dans une hauteur variant de 5 millimètres à 1 centimètre. Là où cette zone est enlevée l'ossification n'aura point lieu et l'interligne articulaire se rétablira. Cette ablation se fait ou bien pendant la résection en omettant de décoller le périoste dans l'étendue voulue, ou bien après coup en abrasant la zone périostique avec des ciseaux courbes sur le plat. D'une façon générale, M. Ollier préfère ce dernier procédé.

Cet auteur insiste aussi sur l'atrophie musculaire et l'électrisation qui doit lutter contre elle ; il indique dans quelles limites on doit imprimer des mouvements à la nouvelle articulation ; ces mouvements seront modérés, ne devront jamais faire souffrir le malade ; ils seront souvent répétés sans violence, l'inflammation provoquée par des tentatives violentes devant fatalement amener l'ankylose, par ossification du tissu fibreux interosseux.

M. Ollier cite à l'appui de son travail six observations personnelles que l'on trouvera résumées plus loin ; il les fait suivre de trois empruntées à Ried d'Iéna, ayant donné lieu à six opérations (1). Un certain nombre de résections analogues ont été faites ; on en trouvera la mention aux pièces justificatives,

Il ne nous resterait plus rien à dire après M. Ollier sur la résection du coude si, cette année même, ne s'était présenté à nous, dans le service du professeur Verneuil, une luxation ancienne du coude chez un enfant de onze ans, ayant amené des lésions dans la musculature de l'avant-bras, et des troubles si considérables dans les fonctions de la main que le blessé ne pouvait se servir de cet organe. M. Verneuil, tout en tenant compte des lésions musculaires, crut que la résection aurait le double effet de rendre les mouvements au coude luxé et de restituer à la main ses fonctions. On peut dire qu'il comptait faire

______

(1) *Jahresbericht von Virchow und Hirsch*, 1867, et *Ienische Zeitschrift*, t. III.

3

dans ce cas de *l'anaplastie sur place* et de *l'anaplastie à distance*. — L'opération et le traitement consécutif présentèrent de telles surprises, un tel imprévu, que nous devons relater ici l'observation tout au long :

OBSERVATION I (PERSONNELLE.)

Luxation invétérée du coude gauche. — Rétraction des fléchisseurs du poignet et des doigts. — Résection complète du coude. (Voir Pl. I.)

Pierrot (Alfred), âgé de douze ans, entre, le 21 octobre 1879, dans le service de M. le professeur Verneuil (hôpital de la Pitié, salle Saint-Louis, n° 2).

Ce jeune garçon fit une chute sur le coude, six mois avant son entrée. — Un gonflement considérable, sans grande douleur, se manifesta aussitôt. — L'avant-bras était dans l'extension et ne pouvait être fléchi. Après deux tentatives infructueuses faites par deux médecins différents, l'avant-bras se fléchit sur le bras pour former un angle de 120°, qui existe encore.

Le gonflement disparut au bout de quinze jours; mais on s'aperçut que la main et les doigts s'infléchissaient. — Cette flexion s'accentua chaque jour. — Actuellement, l'axe de la main forme avec celui de l'avant-bras un angle droit qui, par l'extension forcée, s'ouvre jusqu'à 120°. Les doigts sont infléchis dans la paume de la main, et leurs phalanges sont fléchies à angle droit, l'une sur l'autre. Il est très difficile d'amoindrir cette difformité par l'extension lente ou forcée.

Lorsque les doigts sont rapprochés l'un de l'autre, et que l'on ordonne à l'enfant de les écarter, le petit doigt et l'index obéissent seuls. L'abduction du pouce se fait parfaitement. L'abduction et l'adduction du poignet se font très bien. — Sur la face antérieure du poignet, on voit et l'on sent une saillie en forme de corde rigide, due au tendon du petit palmaire. On sent également, par le palper, que le grand palmaire est contracturé, toutefois à un degré moindre que le petit. Il en est de même des tendons du fléchisseur sublime, que l'on sent, bien que profondément cachés. Le cubital antérieur est aussi rétracté; mais, pour faire saillir son tendon, il est nécessaire d'étendre la main sur l'avant-bras. (Fig. 1 et 2.)

La flexion, l'extension sont nulles, ainsi que la pronation et la supination.

Lorsqu'on passe à l'examen du coude, on trouve sur sa partie postérieure deux saillies très nettes dues à l'olécrâne et à la cupule du radius. Malgré la rétraction du tendon du triceps, on peut pénétrer dans une dépression, dans laquelle on sent la face postérieure de l'extrémité inférieure de l'humérus. On ne peut pas mettre la pulpe de l'index dans la cupule du radius ; car on trouve au-dessus une saillie formée certainement par le condyle et l'épicondyle. Quand on examine la face interne du coude, on trouve immédiatement en dehors de la face interne de l'olécrâne une saillie osseuse qui paraît être la trochlée; puis en avant d'elle, une autre

Pl.1.

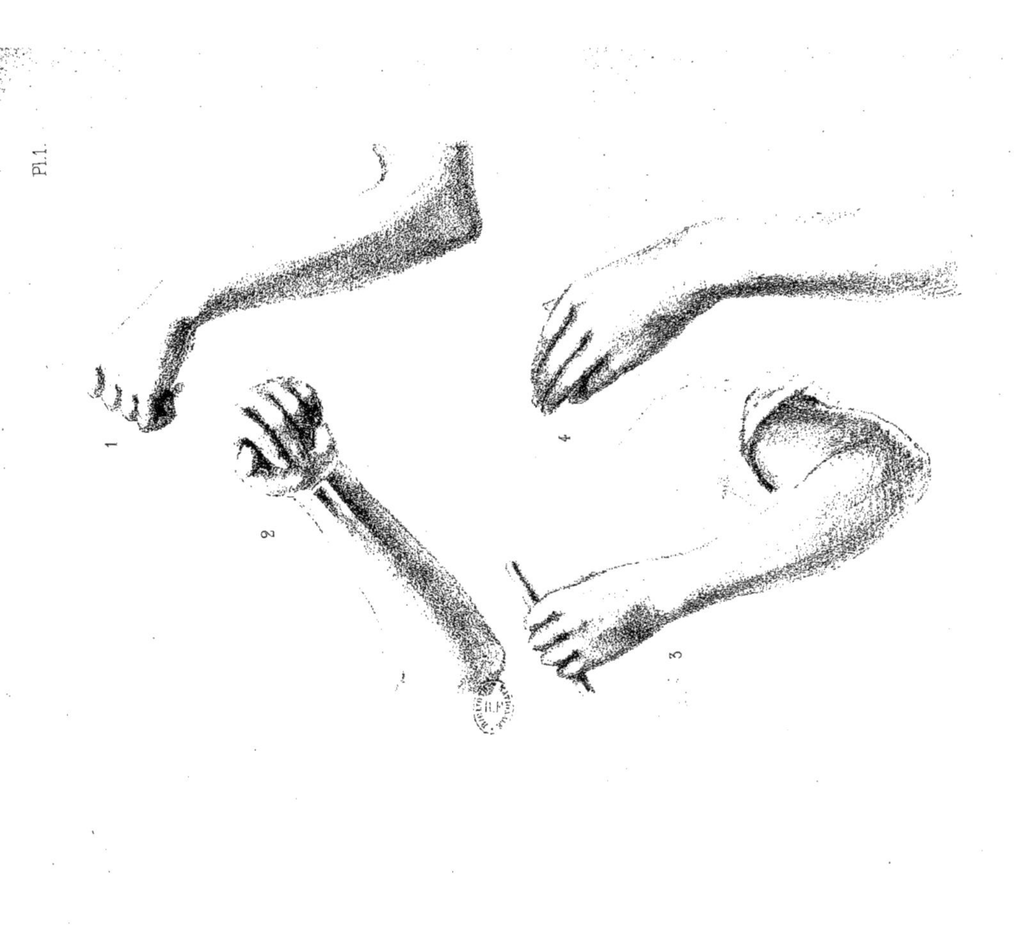

saillie volumineuse arrondie, qui paraît la continuer et qui effectivement se continue en haut avec le bord externe de l'humérus. Cette saillie paraît être due à l'épitrochlée arrachée et à des productions osseuses (cal). Cette saillie semble se prolonger jusqu'au milieu du pli du coude.

On sent la radiale battre, mais faiblement, à la partie externe du radius; l'humérale bat faiblement à la partie moyenne du bras, mais on ne la sent pas au pli du coude. — Les os (cubitus et radius) ont la même longueur que du côté sain. — La circonférence des doigts du côté sain est de 1/2 centimètre plus forte que du côté malade.

La sensibilité est intacte et la même dans les deux membres, sauf à la face palmaire de la main du côté malade où il existe de l'hyperesthésie. Soumis à l'électricité, les muscles de l'avant-bras malade se contractent mal. L'application de l'électricité provoque un peu de douleur.

Il ne fallait plus songer dans ce cas à la réduction à l'aide des machines.

M. Verneuil se décida à réséquer le coude, et voici dans quel but. Il se serait contenté, dit-il, de mobiliser la jointure sans la présence des déformations de la main et des doigts; il crut que par la résection, il remédierait à cette difformité et ferait à la fois l'*anaplastie* du coude et l'anaplastie des doigts et de la main déviés d'une façon permanente. En raccourcissant les segments osseux, il pensait parer à la rétraction des muscles fléchisseurs. M. Ollier, consulté pour ce cas, se prononça en faveur de la résection ; il soutint que cette opération devait être faite pour rendre au coude les mouvements dont il était privé. — La restauration des fonctions de la main devant ou non s'ensuivre. L'opération fut pratiquée le 5 novembre par la méthode sous-périostée, et au moyen de l'incision en baïonnette, on décolla soigneusement le périoste : aucun organe important ne fut aperçu. Les os refusant de se disjoindre et de sortir par la plaie furent morcellés. On commença d'abord par le condyle huméral puis par l'extrémité supérieure du radius. A travers la brèche ainsi formée on fit sortir le reste des extrémités articulaires qui furent enlevées. On régularisa les extrémités osseuses. La plaie donna très peu de sang, un drain fut passé de part en part avant le pansement.

Pourtant le désappointement fut grand quand on s'aperçut que, malgré la résection, le poignet et les doigts n'en restaient pas moins fléchis tout autant que devant. M. Verneuil pensa que cela était dû à la rétraction du fléchisseur profond. Il décolla les insertions de celui-ci sur le cubitus. Peine inutile, rien ne changea. On fit un pansement ouaté. M. Verneuil se repentait presque d'avoir opéré.

Vingt jours après l'opération, le pansement ouaté est enlevé. La plaie est très rétrécie, a très bon aspect. Mais quel ne fut pas l'étonnement lorsque l'on vit le poignet presque relevé et les doigts défléchis! Comment expliquer ce phénomène? c'est ce à quoi l'on n'est pas encore parvenu. — Le petit malade pouvait dès lors écarter ses doigts, mettre le pouce en abduction, saisir des objets, ouvrir et fermer des ciseaux de trousse, ce qu'il était incapable de faire auparavant. Ce changement est-il dû à l'effet de la compression opérée par le pansement ouaté, ou bien, au contraire, à la décompression du nerf médian qui durant le temps de la luxation était irrité par le contact des os et dégénéré par suite d'une inflammation lente. Est-ce à cette sorte de névrite (le malade avait des fourmillements et des

douleurs dans les doigts) qu'était due la contracture des fléchisseurs. Mystère ?
Le fait n'en existe pas moins, et sans pouvoir expliquer complètement ce
phénomène, M. Verneuil ne dissimula point sa satisfaction.

Le pansement fut renouvelé, on laissa la main en dehors. Le malade
exerçait ses doigts et son poignet, et gagnait chaque jour quelque chose.
Le pansement ouaté fut abandonné dans les premiers jours de décembre,
et remplacé par un pansement simple à l'eau phéniquée. Le petit malade
fort intelligent continuait à faire des mouvements passifs. La plaie opératoire était presque complètement cicatrisée le 15 décembre. Durant le traitement la fièvre fut très modérée. Le thermomètre s'éleva à peine à 39° une
ou deux fois, il n'y eut pas le moindre accident. Voici dans quel état il se
trouve à l'heure actuelle au point de vue des fonctions de son membre. Le
coude est doué de mouvements passifs. Il est fléchi sans peine et sans douleur à 75°, étendu à 160°. La main peut être portée derrière la tête, sur
l'épaule du côté opposé et sur celle du côté correspondant. Quant au poignet il peut être spontanément relevé dans l'axe de l'avant-bras. Alors les
deux dernières phalanges des doigts restent fléchies l'une sur l'autre à angle
droit. Quant au contraire le poignet n'est relevé que dans une certaine
limite et que son axe forme avec celui de l'avant-bras un angle de 160°,
les doigts peuvent être étendus complètement. Comme on le voit, la main
et les doigts sont devenus utiles et l'infirmité a été palliée dans une limite
des plus satisfaisantes. L'amélioration ne peut que continuer grâce au mouvement chaque jour imprimé aux doigts et au poignet et à l'électrisation
des extenseurs, qui commencent à réagir sous l'influence du courant gal-
vanique.

Des mouvements passifs de pronation et de supination sont exécutés.
(V. fig. 3 et 4).

Quelle est la valeur de la résection anaplastique du coude ?
Quelques chiffres l'établiront. D'après les faits cités aux pièces
justificatives, il existe, à notre connaissance, 59 résections du
coude faites pour ankylose ou luxations anciennes, sur lesquelles
on compte 3 morts et 56 cas favorables; 35 fois les mouvements
furent récupérés plus ou moins. Sur les 21 autres, 14 fois le
résultat n'est pas signalé ; quant à la restitution des fonctions,
2 fois le résultat est déclaré bon sans plus d'explications, et
5 fois il y eut ankylose angulaire. Sur les 3 cas de mort, l'un
est dû à la diphthérie.

ARTICLE V. — Résections des grandes articulations du pied

Nous n'étudierons ici que les résections faites pour les lésions
des grandes articulations du pied : celles du cou-de-pied et celles
de l'astragale avec les autres os du tarse. Un grand nombre de

difformités atteignent ces seules articulations. Elles sont dues le plus souvent à des déviations qui rendent la station et la marche ou bien pénibles et difficiles, telles que l'extension forcée, la flexion forcée ; ou bien impossibles, telles que les déviations en dedans et en dehors. Les luxations du pied après fractures malléolaires, les luxations de l'astragale, les déformations du pied bot sont nécessairement mises en cause et devront être successivement étudiées. Les deux premières variétés de lésions constituent un groupe de difformités accidentelles, les secondes des difformités congénitales. Si nous voulions suivre Bartels sur le terrain des rapprochements, nous dirions qu'à côté des pieds bots congénitaux, existent d'autres pieds bots acquis traumatiques (*valgus* et *varus*).

Nous verrons plus loin ce qu'il faut entendre par ces mots.

Les traumatismes de l'articulation tibio-tarsienne ont fréquemment donné lieu à l'intervention chirurgicale. Les résections primitives ont été fréquentes. Sédillot (1), Spillmann (2) en ont parlé ; puis, récemment, M. Poinsot (3) en a fait une description complète. Les résections tardives ont été plus rares. Elles ont été pratiquées pour les ankyloses dans une position vicieuse ou pour des déviations du pied en dedans ou en dehors. Presque toujours, ces déviations permanentes et incurables autrement que par la résection, sont dues à la mauvaise direction imprimée au traitement d'une luxation du pied.

Un premier groupe de lésions doit nous occuper, à savoir l'ankylose tibio-tarsienne pure et simple. Dans quels cas faut-il intervenir et dans quelle limite ?

Si l'ankylose existe à angle droit, la marche est possible, facile après un certain exercice, la résection n'est pas indiquée. Cette ankylose est bien des fois le seul résultat auquel puisse prétendre le chirurgien.

(1) Sédillot, *De l'ablation des malléoles fracturées dans les luxations du pied*, Strasbourg, 1867.

(2) Spillmann, *Arch. gén. de médecine*, février 1869.

(3) Poinsot, *De l'intervention chirurgicale dans les luxations compliquées du cou-de-pied*, 1877.

L'ankylose dans l'extension compromet la marche au même titre que le pied-bot équin.

L'absence absolue de mouvements constatée par l'examen sous le chloroforme, l'impossiblité de remettre le pied à angle droit par la flexion forcée après ténotomie, justifient seules l'intervention chirurgicale.

Behrend de Berlin (1) pratiqua l'ostéotomie cunéiforme du tibia et du péroné près de l'articulation du cou-de-pied pour une ankylose de cette nature survenue à la suite de fracture bi-malléolaire et d'arthrite suppurée. L'observation fut présentée à l'Académie des sciences par Velpeau. Ce n'était point il est vrai une véritable résection : mais celle-ci fut faite avec succès par Ried d'Iéna (2). Une première fois le pied ankylosé était en équinisme complet consécutif à une polyarthrite rhumatismale, une deuxième fois à la suite d'un écrasement, ankylosé dans la flexion, l'adduction et la supination.

Dans les deux cas, la résection fut faite et porta sur l'astragale, le tibia et le péroné. Schede (3) fit des deux côtés cette résection pour ankylose consécutive a un rhumatisme chez une malade atteinte à la fois d'ankyloses multiples pour lesquelles elle subit également l'opération.

Dans les cas d'ankylose le manuel opératoire diffère peu de celui de la résection ordinaire du cou-de-pied. C'est pourquoi nous n'y insisterons pas.

Les déviations du pied en dehors ou en dedans consécutives à la non-réduction des luxations du pied et aux consolidations malléolaires, sans être fréquentes se sont rencontrées un certain nombre de fois et le chirurgien a du intervenir. Ces déviations sont tellement prononcées que la plante du pied peut regarder en dedans ou en dehors, le pied n'appuyant sur le sol que par son bord externe ou son bord interne, et l'axe du pied étant devenu parallèle a celui de la jambe.

(1) *Comptes rendus de l'Académie des sciences*, 1861, vol. 52, p. 545.
(2) Vogt, *Ueber Resection des Fussgelenkes wegen ankylose in fehlerhasser stellung des Fusses dissertation inaug*, Iéna, 1875.
(3) *Berliner klinische wochensch*, n° 19, p. 276.

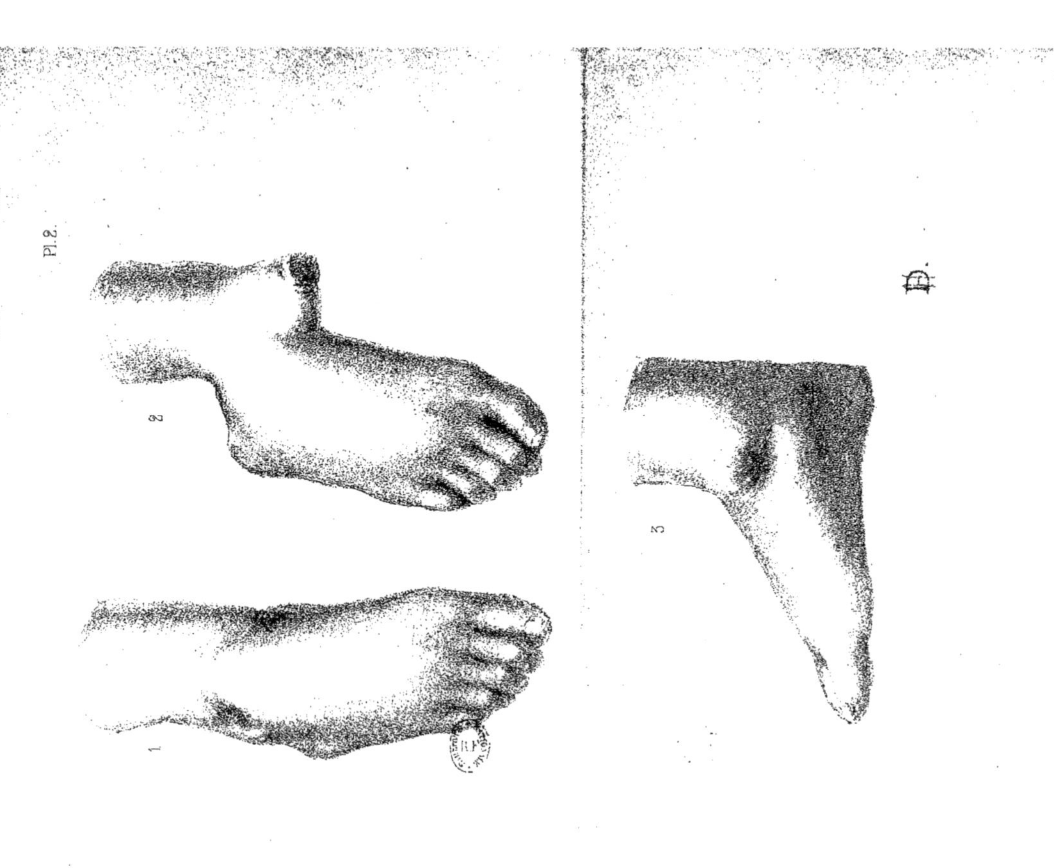
Pl.2.
1
2
3

Nous ferons mieux que décrire ces déviations en dehors, nous en offrirons un exemple. La planche II représente le pied avant et après l'opération.

OBSERVATION II (PERSONNELLE.)

Luxation totale du pied en dehors, compliquée de fractures malléolaires. Absence de réduction. Difformité et impuissance du membre. Résection. Guérison.

Martin, âgé de 62 ans, raffineur, entre le 6 janvier 1879 dans le service de M. le professeur Verneuil, salle Saint-Louis, n° 32.

Il y a six mois, cet homme monté sur une échelle fit une chute, le pied pris à travers les barreaux; l'échelle tomba avec lui. Il se produisit une fracture bi-malléolaire avec luxation totale du pied en dehors. Une plaie existait en dedans, par où sortait le tibia.

On ne fit pas de réduction. La plaie siégeant à l'extrémité inférieure du tibia se cicatrisa; le péroné se consolida; mais le malade perdit l'usage de sa jambe et de son pied.

A son entrée à l'hôpital, on trouve le pied totalement placé en dehors des os de la jambe. Le tibia fait saillie sous la peau, qui est adhérente et ulcérée. L'extrémité inférieure du péroné, vicieusement consolidé, forme avec la partie supérieure un angle obtus ouvert en dehors et en haut. Le pied paraît refoulé entre la malléole externe déviée, et la face externe de l'extrémité inférieure du tibia. Le pied est en *valgus*, la pointe est déviée en dehors. (fig. I).

Etat général excellent. Homme vigoureux sans antécédents fâcheux. Ni alcoolique, ni syphilitique.

En présence de ce cas, M. Verneuil se décide à intervenir.

La marche étant impossible, l'incapacité pour le travail est absolue. Il faut choisir entre trois partis :

1° Faire marcher le malade avec un appareil prothétique (cet appareil devra prendre un point d'appui sur l'ischion, sinon on devra donner au blessé un pilon avec lequel il marchera le genou fléchi).

2° Amputer la jambe, et supprimer ainsi un membre gênant ; une plaie pouvant amener des poussées de lymphangite. (La marche se fera à l'aide d'un pilon.)

3° Pratiquer une résection destinée non à remédier aux lésions osseuses, mais à rétablir la forme du membre et à lui restituer sa fonction. Ce sera une *résection anaplastique* se composant : *a* de l'exérèse des portions d'os gênantes; — *b* d'anataxie; ce temps consiste à remettre le pied en place, temps quelquefois difficile. Indépendamment de l'exérèse du tibia, l'anataxie nécessitera l'ostéotomie du péroné vicieusement consolidé.

Comme opération complémentaire, la ténotomie des muscles abducteurs, autrement dit des péroniers latéraux, sera nécessaire, car leur contraction tendrait durant le traitement, à reproduire la difformité. Quant aux muscles adducteurs, leur contraction serait favorable, mais malheureusement ils doivent être détruits. Si l'astragale empêchait la réduction, il faudrait l'extraire.

Opération le 3 février : Incision elliptique circonscrivant la saillie du tibia ; — décollement du périoste dans l'étendue de 3 à 4 centimètres sur l'extrémité inférieure du tibia ; — l'extrémité articulaire est enlevée par fragments avec la scie et les cisailles. Par cette brèche, M. Verneuil attaque la face interne du péroné avec la gouge et le maillet. Le péroné résiste ; on incise les téguments sur sa face externe, et le cal est brisé vers sa partie moyenne.

Le pied ne reprend pas sa position normale en dépit des tentatives de réduction, car la malléole ayant basculé en dehors par son sommet s'est reportée du côté du tibia par l'extrémité qui formait autrefois le fragment inférieur de la fracture péronéale. Cette partie est unie au tibia. Il faut détruire cette synostose par la face profonde, en opérant par la plaie interne. L'astragale est respecté. D'un trait de scie, on égalise l'extrémité inférieure du tibia. — Ténotomie des tendons des péroniers latéraux. La réduction est opérée, et le membre placé dans un appareil ouaté ; un drain est placé dans la plaie, et sort par les deux incisions. Trois semaines après, le pansement est renouvelé ; l'état de la plaie est excellent.

A la cinquième semaine, nouveau pansement ; la consolidation est en train de s'effectuer. Le pansement ouaté est laissé de côté. Le membre est placé dans un appareil inamovible. — Le 3 mai, il ne reste plus que deux petites fistules au lieu et place des deux incisions. Dans sa gouttière, le malade s'exerce à faire des mouvements d'extension et de flexion.

Cinq jours après l'opération, le malade eut un peu de fièvre : 38° le matin, 38°,4 le soir. Le dixième jour, la température monta jusqu'à 39°,2, le soir. Tout le reste du temps, elle ne s'écarta que très peu de la normale. La cure s'opéra sans accident.

Le malade sortit de l'hôpital le 5 août, se servant de son membre un peu raccourci ; on corrigea ce raccourcissement à l'aide d'une bottine à talon élevé. (fig. 2 et 3.)

Appellerons-nous cette difformité un pied bot valgus acquis et traumatique, pour imiter Bartels? La dénomination ne fait rien à la chose. L'intervention est le fait essentiel. Les cas de ce genre sont à citer. Nous rapprocherons de cela plusieurs cas analogues opérés en France, en Angleterre et en Allemagne, et presque toujours avec succès. Ce sont ceux de Lefort (1), Richet (2), en France ; Ch. Heath, en Angleterre (3); Stro-

---

(1) Lefort, V. *Pièces justificatives*, p. 57.

(2) Richet, thèse d'Echeverria, 1874.

(3) Ch. Heath, *Soc. cliniq de Londres*, *méd. and. surgical. Gaz.*, 12 mai 1877.

meyer (1), Langenbeck, en Allemagne (2); Korzeniowski, de Varsovie (3); Courvoisier, de Bâle (4).

Pour de semblables lésions, les anciens chirurgiens pratiquaient l'amputation de jambe. Un cas de ce genre fut présenté à la Société anatomique par M. Moutard Martin (5). Quelquefois, il existe encore un peu d'inflammation chronique dans les articulations ou dans les os, comme dans le cas de Courvoisier. Ces lésions, dues à la persistance de la marche ou aux sévices auxquels sont sujets des membres ainsi déformés, sont guéries par la résection.

Cette opération a donné les meilleurs résultats. Poinsot (6), qui ne connaissait que les cas de Korzeniowski, de Richet, de Courvoisier, de Stromeyer, pense que quatre observations ne sont point suffisantes pour juger une méthode :

« Les conditions, ici (résection tardive), sont presque exactement les mêmes, dit-il, que dans une résection pathologique. » Aussi les confond-il avec cette dernière dans sa statistique. Nous ne saurions trop nous élever contre cette confusion.

A ces déviations en valgus et en varus, dues à des lésions de la mortaise tibio-péronéale, nous pouvons rapprocher des difformités analogues dues à des luxations de l'astragale, compliquées ou non de fractures des malléoles. Cette déviation en varus nécessitera cinq fois la résection. Deux de ces cas sont consignés dans la thèse de Dubourg. Deux fois (Obsv. VI et VII) (7), cette déviation avait aboli ou compromis singulièrement les fonctions. Il en fut de même dans un cas cité par Bartels (8),

(1) Stromeyer, 1874. *Handbuch der chirurgie.*
(2) Langenbeck. V. *Pièces justificatives*, p. 52.
(3) Korzeniowski, *Gazette hebdomadaire*, 1859, p. 376.
(4) Courvoisier, *Soc. médic. de Bâle*, 18 mars 1875. (*Corresp. bl.att. für, Schw. Aerzte*, 1875, n° 24.)
(5) Moutard-Martin, *Bull. soc. anat. de Paris*, 1873, t. VIII, p. 381.
(6) Poinsot, *loc. cit.*, p. 220.
(7) V. *Pièces justificatives*, p. 59.
(8) Bartels, *Archiv. für klin. chir.*, 1872.

et dans un autre cas observé par Sidney Jones (1). La résection de l'astragale fut également faite chez un malade de Smith. L'intervention, selon nous, fut trop précipitée.

Dans deux cas de lésions analogues (varus traumatique), les fonctions n'étant point abolies, l'intervention n'eut pas lieu. La prothèse fut seule mise en œuvre une fois (Cas de Verneuil)

Les appareils orthopédiques ordinaires vinrent à bout de la difformité chez un autre malade de Bartels (2). Ces déviations étaient dues à la luxation de l'astragale en dehors.

La luxation en dedans produisit, conjointement avec la fracture du péroné, une déviation en valgus dans le cas remarquable de M. Verneuil (3).

Indépendamment de la difformité qui, à elle seule, entraînait l'impotence du membre, on observait des douleurs vives dans la plante du pied, dues à la compression, à la névrite du nerf tibial postérieur. L'extraction de l'astragale amena un résultat des plus enviables, tant au point de vue plastique qu'au point de vue fonctionnel. Ce cas, remarquable à plus d'un titre, est relaté plus loin. Nous aurons occasion d'en parler encore à propos du manuel opératoire.

Ces lésions concomitantes et consécutives peuvent être très variées. Dans un cas de Bartels, il y avait une inflexion telle des orteils qu'une luxation se produisit dans les articulations métatarsophalangiennes.

Manuel opératoire. — Les règles générales ayant été posées dans notre première partie, nous ne nous occuperons que des détails de la manœuvre.

Procédons du simple au composé. La résection tibio-tarsienne sera-t-elle complète ou partielle? Tout dépend du degré et de la gravité de la lésion.

M. Richet (4) (consulté avec Velpeau) put remettre en place un pied dévié par le brisement simple du cal péronier. Une

(1) Sidney Jones, S. *Thomas'hosp. rep.*, 1874, p. 301.
(2) Bartels, 2. Obs. I, Mém. cité.
(3) Verneuil, *Pièces justif.*, p. 58.
(4) Richet, Obs. thèse d'Echeverria. Paris, 1874.

seconde fois il dut faire l'ostéotomie du péroné, qui résista à outes les tentatives de brisement (1).

D'autres fois, en même temps que l'ostéotomie du péroné, la résection d'une portion du tibia est nécessaire. Il convient de pratiquer cette dernière dans le moins d'étendue possible, car il serait difficile d'obtenir autrement un résultat heureux.

Il faudra, dans certains cas, pratiquer une résection totale de l'extrémité tibio-peronière et de l'astragale.

M. Echeverria (2) pense qu'il est préférable de conserver la surface articulaire de l'astragale. Car, grâce à elle, on pourrait obtenir des mouvements dans la jointure réséquée.

Nous souscrivons volontiers à cette opinion, quand l'extrémité du tibia est peu raccourcie et le péroné conservé. Mais quand on résèque à la fois tibia et péroné, il ne faut point chercher le rétablissement des mouvements, mais l'ankylose, qui seule peut parer à la mobilité latérale ou aux déviations secondaires.

Nous avons dit dans nos généralités l'influence des muscles (les péroniers en particulier) sur ces déviations secondaires et le moyen de l'annihiler.

Le manuel opératoire, dans les résections de l'astragale, a été décrit par tous les auteurs. Lorsqu'il y a en même temps qu'une luxation de l'astragale une luxation du pied avec fractures malléolaires, vicieusement consolidées, la conduite à tenir est la même, à peu de chose près, que dans les luxations anciennes du cou-de-pied suivies de difformité.

C'est donc, comme nous l'avons dit plus haut, par morcellement et par d'autres manœuvres à inventer sur place que l'on arrivera au résultat désiré. C'est en décollant le périoste et en morcellant l'astragale que M. Verneuil vint à bout d'extraire cet os chez un de ses opérés (3). Il dut en même temps réséquer un fragment du péroné.

A ce propos, signalons une particularité intéressante, à savoir que l'on peut rencontrer, dans les luxations anciennes du pied,

(1) Th. Ech.
(2) Echeverria (thèse, Paris, 1874).
(3) Obs. V de la thèse de Dubourg.

ou dans celles de l'astragale, la soudure du cal du péroné avec l'extrémité inférieure du tibia ; ou bien l'enclavement d'une esquille entre l'extrémité des deux os de la jambe. Deux fois M. Verneuil observa cette disposition, une première chez le malade qui fait le sujet de l'observation V de la thèse de Dubourg et de nouveau chez le malade dont nous avons relaté plus haut l'histoire (p. 35).

Dans ces deux opérations, il fut longtemps tenu en échec par l'impossibilité de redresser le pied. Ce n'est qu'après avoir détruit cette symphyse qu'il put obtenir la correction du valgus.

Ajoutons que, dans la seconde opération, il devina rapidement d'où venait l'obstacle, instruit qu'il était par sa première expérience. En sorte que le retard apporté par cet obstacle fut insignifiant.

Résections pour pied-bot. — Il nous reste maintenant à nous occuper des résections appliquées à la cure radicale du pied-bot. Il est certain que la simple idée de réséquer les os du tarse pour le pied-bot eût effrayé nombre de chirurgiens il y a dix ans. Little, en Angleterre, est le premier, croyons-nous, qui ait conseillé cette tentative hardie : il proposait la résection d'un coin du cuboïde et des os de la partie externe du pied. Solly, cité par Adams, suivit ses conseils, et le résultat ne fut pas des plus heureux (1). Otto Weber agit de même et son opéré mourut. Les chirurgiens anglais ne se rebutèrent pas, et dans ces dernières années nombre de ces résections furent pratiquées par Richard Davy, Barwell, Davies Colley, Lund, West, Wood. Cet exemple fut suivi par Verbelzi, Schede et Mensel de Gotha. Les procédés furent divers, les résultats variés.

Dans quelles conditions cette thérapeutique est-elle rationnelle, admissible et praticable? Il faut que les tentatives orthopédiques ordinaires aient échoué, à savoir la ténotomie et l'application d'appareils. D'après M. West (2) « l'insuccès de la ténotomie, la dépense occasionnée à des malades pauvres par l'achat d'un appareil convenable et la nécessité d'un traitement

(1) Thèse de Thorens, 1873. *Pied-bot varus congénital.*
(2) *British med. Journal,* 1878.

prolongé justifient pleinement l'essai d'une autre méthode. »
Les douleurs vives durant la marche, l'impossibilité de remplir
cette fonction par suite des ulcérations persistantes au niveau
des points exposés au contact du sol, engagent souvent les
malades à réclamer une opération. Nous avons relevé dix-sept
cas de résection pour pied-bot, dont sept dus à Richard Davy.
Un de ses opérés mourut de septicémie. On opéra sur des sujets
de différents âges. Sur les sept malades de Davy, cinq avaient
de 9 à 15 ans; un seul avait 16 mois et demi. Lund opéra des
deux pieds un enfant de sept ans. L'opérée de West avait
23 ans; un autre de Lund, 29 ans; celui de Solly, 25 ans; celui
de Barwell, 21 ans. Les autres avaient entre 5 et 15 ans.

Diverses méthodes ont été employées. La première opération
est due à Solly. A l'aide d'une incision sur le bord externe du
pied, il enleva le cuboïde en totalité et tailla un coin dans les
os de la voûte tarsienne. Son résultat, avons-nous dit plus haut,
ne fut point très heureux au point de vue fonctionnel, mais
néanmoins son exemple fut suivi. — Richard Davy préconisa
non seulement l'ablation du cuboïde, mais encore d'un coin de
la voûte du tarse pris à la fois sur la tête de l'astragale, le scaphoïde et le troisième cunéiforme. Th. Smith, John Wood, Davies Colley, J. West, Barwell opérèrent de la même façon. C'est
ainsi que semblent avoir procédé Schede et Mensel. Otto Weber
tailla un coin dans le cuboïde et le calcanéum. L'incision de
Barwel est complexe: sur le milieu de l'incision de Solly, il en
fit tomber perpendiculairement une deuxième qui passait à la
racine des métatarsiens. — Quant à Lund, son procédé diffère
des précédents : il fait l'extirpation de l'astragale. On sait que
de tous les os du tarse, l'astragale est le plus déformé et celui
qui contribue le plus aux déviations dans le pied bot (1). Chez
son opéré adulte, le résultat fut bon; il n'en aurait pas été de
même chez l'enfant de 7 ans qui fut opéré des deux pieds, car,
si nous en croyons Fisher, qui vit l'opéré, le varus n'était pas
complètement corrigé, et la voûte tarsienne était trop accusée:
il ne considère pas le résultat comme satisfaisant. Pour cette

(1) V^r Th. de Thorens Paris 1873.

extirpation de l'astragale, Lund faisait une incision entre le péronier antérieur et le dernier tendon de l'extenseur commun
des orteils ; puis il ouvrait l'articulation et sectionnait le ligament astragalo-calcanéen à l'aide d'un crochet tranchant. Verbelzi, au lieu d'extirper l'astragale, fit l'évidement sous-périosté
de cet os et le redressement brusque du pied ; le résultat aurait
été parfait. D'après M. Bryant, lorsque le varus prédomine, l'opération de M. Davy est préférable ; celle de M. Lund, au contraire
lorsque c'est l'équinisme.

En s'en tenant aux cas que nous venons de citer, la résection
d'un ou de plusieurs os du tarse pour la cure du pied bot, aurait
amené deux fois la mort et trois fois des résultats médiocres.

Il y a bien là de quoi encourager les opérateurs et leur faire
préférer cette résection à la désarticulation tibio-tarsienne dans
les cas de pieds-bots invétérés et compliqués d'ulcérations
incurables des téguments du pied (1). Toutefois nous ne voulons point nous prononcer sur une méthode thérapeutique encore
à ses débuts. Nous avons exposé autant que possible l'état de
la question ; les observations consignées plus loin compléteront
le peu que nous avons dit sur ce sujet.

(1) Nous avons vu en 1876, dans le service de M. le professeur Le Fort,
un jeune homme opéré des deux pieds, pour des ulcérations et la carie
des os du bord externe du pied. Il avait depuis sa naissance deux pieds-
bots laissés sans traitement et incurables par les moyens ordinaires M. Le
Fort présenta son malade à l'Académie de médecine, 1er décembre 1874.

PIÈCES JUSTICATIVES

Sous ce titre, nous réunissons non seulement les observations, mais encore les textes, discussions et renseignements bibliographiques auxquels nous avons renvoyé le lecteur dans le cours de notre travail.

Ces documents seront divisés par séries correspondant aux différents chapitres ou articles de notre travail.

§ 1. — RÉSECTIONS ANAPLASTIQUES EN GÉNÉRAL

VELPEAU, *Méd. op.*, t. I, p. 593 et suiv., 1839.

DENUCÉ, *Nouv. dict. de méd. et de chir. pratiques,*

DELORE, *Du traitement des ankyloses.* Examen critique des diverses méthodes. Congrès méd. de France, 2e session.

BOYER, *De l'ankilose*, th. de concours, 1848.

RICHET, *Des opérations applicables aux ankyloses*, th. de concours, 1850.

MALGAIGNE, *Luxations*, t. II, p. 189. Du traitement des luxations irréductibles.

GUILLEMIN, *Indications et contre-indications de la résection du genou*, th. de Strasbourg, 1865.

LAFAURIE, *Luxations anciennes*, th. de Paris, 1869.

LABASTIDA, *Traité des luxations anciennes*, th. de Paris, 1866.

JAMAIN ET TERRIER, *Difformités des articulations*, p. 120, t. II, 3e édit., 1878.

Résection de six articulations pour ankyloses osseuses consécutives à un rhumatisme articulaire aigu, opérée présentée par Schede, au VIIe congrès de la société allemande de chirurgie, 12 avril 1878. — (Berlin-Klinische Wochenschrift n° 19. p. 276, 13 mai 1878).

Schede à réséqué chez cette jeune fille les deux articulations huméro-cubitales, les deux articulations radio-carpiennes et les deux articulations tibio-tarsiennes devenues le siège d'ankiloses osseuses à la suite d'un rhumatisme polyarticulaire.

Pour les poignets, il enleva en même temps les bases des métacarpiens.

Par suite d'une suppuration profuse, l'une des articulations tibio-tarsiennes ne s'est pas consolidée sous un angle entièrement droit, de sorte que la marche de la patiente en est un peu troublée; pour les autres jointures, les résultats obtenus au point de vue des fonctions du membre peuvent être regardés comme satisfaisants.

§ 2. — MAXILLAIRE INFÉRIEUR

A. — *Résection sous-périostée des deux condyles de la mâchoire pour une constriction permanente des mâchoires*, par Bottini. (Communication faite à l'acad. roy. de médecine de Turin, 1872. Anal. in *Centralblatt der med. Wissenschaften*, 1872. — 639.)

Un jeune homme de dix-sept ans avait été, dix ans auparavant, à la suite d'une chute sur le menton, atteint d'ankilose de la mâchoire inférieure.

Bottini chercha, tout d'abord, à ouvrir la bouche à l'aide d'un levier de fer, mais le succès obtenu fut de peu de durée. Il résolut alors d'établir une pseudarthrose. Il fit une incision portant directement sur l'articulation ; il décolla, à l'aide du marteau et du ciseau, le périoste jusqu'à l'échancrure sigmoïde. De cette façon, il ne détacha des muscles moteurs de la mâchoire qu'une partie de l'insertion du ptérygoïdien externe, et obtint ainsi le rétablissement des mouvements.

La seule modification pathologique fut l'absence des ménisques interarticulaires des deux côtés.

B. — *Résection des deux condyles du maxillaire inférieur dans un cas de luxation double irréductible*, publié par A. Tamburini (*Archiv. di chir. prat.*, di-F. Palasciano, XIV, 1877). — Résumé.

Une jeune fille de 27 ans, bien portante, vint demander des soins à la clinique chirurgicale de Rome, pour une double luxation de la mâchoire inférieure datant de huit mois. Malgré l'anesthésie et l'emploi de tous les moyens mécaniques connus, les condyles ne rentrèrent point en place. La bouche restait ouverte. Ptyalisme ; parole confuse ; mastication impossible ; souffrances considérables.

Le professeur Mazzoni se résolut à réséquer les deux condyles. Il s'arrêta au procédé suivant : 1º pratiquer dans l'étendue de trois centimètres une incision des parties molles allant jusqu'à l'os et portant sur la saillie que fait le condyle du côté droit, disséquer les parties molles et les tenir écartées à l'aide de crochets mousses ; 2º réséquer le condyle au niveau de son col avec une pince de Liston ; 3º retirer le morceau d'os au moyen d'un davier. Pratiquer la même opération sur le côté gauche.

La malade fut anesthésiée. Les deux premiers temps de l'opération furent accomplis sans difficulté. Le troisième (l'extraction des condyles) parut inutile ; car, aussitôt après leur section, ils rentrèrent dans la cavité glenoïde.

Mazzoni explique ce fait ainsi : Aussitôt après la section des condyles, la mâchoire inférieure reprit sa situation normale par l'action des muscles élévateurs et entraîna avec elle les condyles, bien qu'ils en fussent déjà séparés. Mazzoni se propose, dans des cas analogues, de fixer les condyles avant leur section au moyen d'une vis à main et de les empêcher ainsi de glisser dans la cavité glenoïde.

La guérison arriva, sans autre accident, dans l'espace de trois mois. Les mouvements de la bouche et la parole redevinrent faciles.

C. — *Ankylose de l'articulation temporo-maxillaire consécutive à l'inflammation. — Résection du condyle. — Guérison.* — Par prof. Konig. (*Deutsche Zeitschrift für chirurgie*, 1878, p. 26.)

Obs. 1. — Sophie Bade, 11 ans, entrée le 19 octobre 1876. Ecoulement d'oreille quatre ans auparavant, avec gonflement de la joue. Disparition de ces manifestations après quelques semaines. Il y a neuf mois seulement, à cause de douleurs, l'avant-dernière grosse molaire dut être retirée, et alors se déclara, sans aucune autre fluxion, une constriction progressive des mâchoires. Aussi bien par la surface extérieure de l'articulation que par le conduit auditif, on constate un épaississement de la tête articulaire. Les mouvements de l'article ne sont pas absolument perdus : le maxillaire inférieur peut s'écarter du supérieur de cinq millimètres. L'enfant peut prendre des aliments liquides.

Les parties molles paraissent saines ; les signes d'une rétraction musculaire ne sont pas appréciables.

Par le chloroforme, on peut porter l'ouverture de la bouche à un centimètre ; mais cette augmentation paraît être due simplement à la courbure élastique des os. Après plusieurs essais analogues restés sans résultat, on pratique la résection de l'articulation. (Voir plus haut le procédé de Konig.)

Un sectionne d'abord le col du condyle, et comme en aucun point on ne trouve de traces d'articulation, on coupe aussi la synostose au-dessous de l'apophyse zygomatique, et alors on ouvre la bouche à la malade, encore endormie, avec le dilatateur de Roser. Le pansement de Lister ne fut pas fait exactement; il survint de la suppuration. Cependant, au 30 décembre, après sortie de plusieurs petits séquestres, la malade put s'en aller, conservant une petite fistule, mais avec tous les mouvements des mâchoires.

Obs. 2. — Dorette Bertram, vingt-sept ans. Octobre 1877. Six ans auparavant typhus dans le cours duquel se développe une inflammation dans les divers os. La malade présente alors à la partie externe de la cuisse droite une fistule conduisant jusqu'à l'os, mais donnant peu de suppuration. Il existait aussi un gonflement dur à la surface du cubitus gauche.

Le phénomène le plus remarquable est une constriction à peu près totale de la mâchoire inférieure, due à l'inflammation de l'articulation temporo-maxillaire. On n'arrive qu'à un écartement d'un centimètre entre les deux maxillaires; on n'obtient pas davantage par le chloroforme. Aussi la malade ne se nourrissait que d'aliments liquides. On pouvait sentir dans la région de l'articulation un gonflement dur, peu étendu, paraissant appartenir à la tête articulaire. Pas plus de contracture musculaire que dans le cas précédent.

Le 31 octobre, on procéda à la résection (procédé de Konig). Lorsqu'on eut ouvert l'articulation, on découvrit qu'il n'en restait aucune trace. Seulement, dans les tentatives extrêmes de mobilisation pratiquées sur le maxillaire inférieur, on voyait une légère fente se produire, de sorte qu'on ne pouvait qu'y glisser la pointe d'un couteau. Le condyle fut incisé au ciseau, la tête réséquée avec le ciseau, la pince et l'élévatoire, puis extraite.

On put se convaincre alors qu'il n'y avait plus trace de cartilage ni de ligaments. Les surfaces osseuses éburnées, inégales, étaient absolument accolées l'une à l'autre, si ce n'est au niveau de la petite fente signalée, où se trouvaient des adhérences courtes et composées de tissu fibreux. Les mouvements dans l'articulation étaient par ce fait absolument abolis.

Après l'opération, drain; méthode antiseptique. Guérison sans suppuration. La bouche qui, immédiatement après l'opération a été ouverte au maximum, reprit dans la nuit ses mouvements normaux. L'opérée dès la première semaine put manger des aliments solides et fut renvoyée guérie le 16 novembre.

Konig fait suivre ces observations d'une série de réflexions dans lesquelles il préconise l'emploi de la résection dans les cas d'ankylose temporo-maxillaire vraie. Il s'étonne de ne pas voir cette opération plus souvent employée. Puis il décrit son procédé, en vante l'innocuité et montre la supériorité de cette opération sur l'ostéotomie.

Dans le chapitre que nous avons consacré à l'articulation temporo-maxillaire nous avons fait à son mémoire de nombreux emprunts.

§ 3. — HANCHE ET ÉPAULE.

A. — *Résection de la hanche pour pseudarthrose*, par le professeur Rose
(*Corresp. Bl. für schweiz. Aerzte*, 1874, n° 17, p. 488.)

M. le professeur Rose communique un cas de pseudarthrose qui s'est présenté chez une jeune dame de vingt-quatre ans, guérie par la résection de la hanche. Après quelques considérations sur les différentes formes de pseudarthrose qui peuvent se rencontrer à la hanche, suit le détail de l'opération.

Le grand fessier aminci recouvrait seul la tête du fémur qui était également atrophiée et montrait une usure feuilletée des cartilages. La tête du fémur était située dans la luxation en haut et en arrière derrière le bord du moyen fessier. La capsule, allongée en forme de boyau qui n'était plus adhérente à l'os permettait, à cause de la disparition du ligament rond, une telle mobilité que les orteils pouvaient être portés derrière l'oreille, et que le membre était suspendu au corps comme un fardeau absolument inutile pour la station.

L'acétabulum était tellement rempli par une prolifération cartilagineuse, qu'il était à peine possible d'introduire le doigt dans la cavité restante. Il faut dire qu'à l'âge de deux ans, il y avait eu une coxalgie aiguë, circonstance qui avait déterminé un rétrécissement marqué, pouvant être d'une certaine importance.

B. — *Luxation irréductible de la hanche. Résection; guérison.* — Par H.-R. Ranke; *Berliner klinische Wochensch.*, 1877, n° 25; An in *Revue des sciences médicales.*

Il s'agit dans cette observation d'un blessé atteint de luxation périnéale de la hanche; les tentatives de réduction ne firent que changer cette luxation en luxation iliaque. Volkmann se résolut à inciser l'articulation, mais, même après avoir mis à découvert la tête et le col du fémur, il ne put surmonter l'obstacle à la réduction.

Ce n'est qu'après avoir détaché entièrement toutes les attaches musculaires et fait saillir la tête luxée hors de la plaie, qu'il constata la présence d'une couche musculaire d'au moins un centimètre d'épaisseur recouvrant transversalement la cavité cotyloïde. Volkmann pratiqua alors la résection sous-trochantérienne; la guérison fut rapide.

C. — *Réduction par opération sanglante d'une luxation ancienne irréductible de l'humérus*, par H. Burckhardt; *Wurtemb. med corresp. Blatt*; n° 4. 1878. — An. in *Rev. des sc. méd.*

L'opérée est une femme de quarante-huit ans, atteinte de luxation scapulo-humérale en bas et en avant non réduite, datant de sept mois, déterminant des douleurs violentes, outre une incapacité fonctionnelle du membre.

Une incision verticale de 18 centimètres est faite entre l'acromion et l'apophyse coracoïde, traversant toute l'épaisseur du deltoïde, et mettant à nu la cavité glénoïdienne recouverte de masses fibreuses. La tête humérale, dépouillée de son cartilage et maintenue par des adhérences fibreuses, épaisses, est isolée. Le périoste est décollé avec les insertions musculaires, sur sa partie interne; la grosse tubérosité est arrachée en partie. La réduction est effectuée. L'opération et le pansement se font suivant la méthode antiseptique. La plaie est guérie au bout d'un mois.

Trois mois après l'opération, la malade peut élever le bras à 45°; porter la main sur la tête, sur l'épaule opposée, en arrière sur la crête iliaque opposée; la rotation en dehors est encore très bornée. L'état général est fort amélioré.

D. — *Trois observations de luxations anciennes de l'épaule.* — *Résection, deux succès, un mort.* — (Clinique de Langenbeck, de mai 1875 à juin 1876). — *Archiv. für Klinische chirurgie*, 1877, t. 21, p. 364 et suiv.

1. — Jean Casprowicz, typographe, quarante-cinq ans. Luxation invétérée de l'humérus droit dans l'aisselle, à la suite d'une chute sur l'épaule droite survenue le 30 janvier 1875. Compression du plexus brachial. Mouvements spontanés très réduits dans le coude et les articulations de la main et des doigts. Fourmillements du bras. Réaction aux courants induits amoindris dans le bras et l'avant-bras. Essai de réduction le 29 juin sans succès, malgré la chloroformisation et l'appareil de Schneider Menel.

Résection par l'aisselle, le bras étant fortement soulevé. Incision longitudinale le long du bord interne du coraco-brachial, l'artère humérale étant rejetée en arrière par la tête de l'os (fracture de la grosse tubérosité par arrachement). Opération très facile et sans perte de sang. Désinfection de la plaie par le salicylate de soude. Suture complète au catgut. Pansement occlusif à l'ouate. Le bras est appliqué au thorax par des bandes.

Cette opération fut pratiquée le 2 juillet 1875. Les jours suivants, le malade n'eut pas de fièvre ; cependant la température vespérale atteignait 38° et 38° 5.

Le 14 juillet, enlèvement de quelques sutures et introduction d'un drain, à cause de la rétention d'un peu de sérosité sanguinolente inodore. Le même pansement occlusif est continué jusqu'au 29 juillet, jour où la plaie est absolument guérie, à part une surface d'un centimère et demi, très superficielle et bourgeonnante.

Le 8 août, les muscles du bras réagissent très bien sous l'action des courants induits. On peut provoquer tous les mouvements de l'articulation de l'épaule, les mouvements spontanés sont encore très faibles.

2. — Ferdinand Drehmel, ouvrier, quarante et un ans. Il y a cinq semaines, luxation humérale, le blessé ayant été enlevé par un cheval emporté qu'il tenait à la bride. Luxation sous-coracoïdienne de l'humérus droit, invétérée. La tête luxée est solidement fixée, ce qui empêche considérablement les mouvements du bras. Compression de l'artère axillaire ; pouls radial imperceptible.

Le 2 novembre 1875, essai de réduction avec chloroformisation ; pas de succès. Réaction locale intense; gonflement considérable se propageant jusqu'au coude.

L'opération est pratiquée le 7 décembre 1875. Résection par l'aisselle, le bras étant aussi élevé que possible. Incision longitudinale un peu en arrière du coraco-brachial, à la partie moyenne du creux de l'aisselle, de façon à laisser les vaisseaux axillaires en avant de l'incision cutanée. Opération beaucoup plus difficile que dans l'observation précédente, parce que la tête ne se dégage pas facilement. Perte de sang assez considérable ; l'hémorraghie s'arrête complètement à la suite de la ligature d'une artère dans la profondeur de la plaie. Désinfection et pansement occlusif comme dans l'observation précédente.

Pendant les quelques jours qui suivirent, il y eut une réaction fébrile intense ; la température s'éleva jusqu'à 41°. A la suite d'une hémorrhagie secondaire, on enlève les sutures. La plaie est béante. Pansement avec l'ouate phéniquée humide. A partir du 12 décembre, on draine la plaie qui suppure. Pansement à ciel ouvert. Fusées purulentes vers le thorax; érysipèle. Après de violents frissons, mort, le 2 janvier 1876, par pyohémie.

3. — Anna Badtke, dix ans. En juillet 1875, brûlure considérable du dos ayant obligé la malade à rester couchée cinq mois sur le ventre. Pendant ce temps elle était obligée de tenir le bras toujours élevé au-dessus de l'épaule. Il en résulte une luxation sous-épineuse de l'humérus droit, spontanée. Il se forma une ankylose osseuse dans la position de la luxation. Malgré la mobilité considérable de l'articulation, il est très difficile de faire dépasser à l'humérus la ligne horizontale, même par des essais énergiques de réduction. Plusieurs fistules conduisent à la tête humérale luxée et à de petits séquestres.

L'opération fut pratiquée le 29 mai 1876. Résection de la tête humérale par une incision cutanée au-dessous de l'épine de l'omoplate et parallèle à celle-ci. Détachement difficile de la tête unie à l'omoplate par une ankylose osseuse. Résection. Extraction de plusieurs séquestres de la tête humérale. Réduction de l'humérus dans sa position normale. Drainage. Pas de sutures. On place le bras à angle droit et dans l'abduction. L'humérus tendant à rentrer dans la cavité de a plaie, l'extension est maintenue avec des poids. Pansement à ciel ouvert.

Au début, fièvre traumatique. Le 3 juin, diphthérie de la plaie. Pansement avec la solution chlorurée. En août, mouvements spontanés et provoqués.

Guérison et sortie le 16 septembre 1876.

Résultat fonctionnel très beau. Mouvements du bras en haut, en avant et en arrière sans participation de l'omoplate jusqu'à un angle de 45°. Abduction jusqu'à l'horizontale.

§ 4. — GENOU

Velpeau. — *Méd. opérat.* 1859, t. I.

Penières. — *Des Résections du genou.* Thèse de Paris 1869, p. 83 et suivantes.

Poinsot. — *De la Résection du genou dans son application au traitement de l'ankylose angulaire.* — *Bulletin et mémoire de la Soc. de chir. de Paris,* t. V., 1879; page 461 et suivantes.

De Santi. — *Le Genu valguin et les procédés modernes de son traitement* (Revue critique) *in Archiv. génér. de médecine,* juin 1879. Paris.

§ 5. — COUDE

α. — *6 observations de résection du coude pour ankylose* par Ollier.
Rev. mens., 1878.

Obs. I. — Ankylose osseuse rectiligne du coude droit consécutive à une luxation non réduite. Soudure directe du cubitus à l'humérus; ossifications périphériques à la partie antérieure de l'articulation. Résection totale trois ans après l'accident. Ablation d'une zone périostique au niveau de l'interligne articulaire. Reconstitution de l'articulation sur son type physiologique. Reproduction des condyles de l'humérus, de l'olécràne, etc. Grande mobilité de l'articulation. — Neuf ans après, la malade portait à bras tendu 3 kil. 465 gr., mouvements de flexion presque normaux, pronation et supination parfaites.

Obs. II. — Ankylose osseuse des deux coudes produite par une double arthrite suppurée, suite de variole survenue à l'àge de deux ans. Résection du coude droit, complètement ankylosé deux ans après la variole. Six mois après l'opération, coup violent sur l'articulation réséquée qui amène une hyperostose de l'extrémité supérieure du radius. Résection isolée de cette extrémité exubérante, quatre ans après la première opération. Reconstitution de l'articulation sur son type primitif; grande solidité latérale; emboîtement de l'extrémité humérale par un crochet olécrànien de nouvelle formation.

Obs. III. — Ankylose bilatérale du coude, suite de variole; soudure osseuse des deux côtés sous un angle de 130 à 135 degrés. Résection sous-périostée du coude gauche sans ablation d'une zone de périoste, le 18 janvier 1878. Résection du coude droit, le 20 juillet, avec ablation d'une zone circulaire de périoste. Etat des deux coudes le 15 novembre : *Coude gauche.* Reconstitution du ginglyme. Pas de mobilité latérale. Extrémités condyliennes de l'humérus reconstituées. Mouvements de flexion et d'extension énergiques. L'opérée porte 5 kilos à bras tendus. *Coude droit* : mobilisation peu avancée, les mouvements volontaires ne se font encore que dans une étendue de 10 degrés.

Obs. IV. — Ankylose osseuse du coude presque rectiligne, consécutive à une ostéo-arthrite suppurée. Persistance de quelques trajets fistuleux. Résection, section de l'humérus sur place sans séparation préalable des os du coude; masses ostéophytiques volumineuses autour de l'articulation; fusion des os contigus sans ligne de démarcation appréciable. Guérison. Au bout de sept mois, flexion active énergique; extension faible ; pourtant il existe un peu de mobilité latérale.

Obs. V. — Arthrite plastique du coude gauche, datant de huit ans, en voie de se terminer par ankylose, pas de suppurations, absence de douleurs au repos ; atrophie progressive du membre. Résection du coude. Guérison rapide. Trois mois après l'opération, liberté complète des mouvements, l'opéré peut porter 1350 grammes à bras tendu. A la place de l'olécràne, masse osseuse ressemblant à une rotule.

Obs. VI. — Arthrite ankylosante du coude; début il y a dix-huit mois, disparition des douleurs depuis un an, avant-bras immobile sur le bras sous un angle de 160 degrés. Résection; guérison, reconstitution d'un ginglyme à solidité latérale parfaite. Cinq mois après l'opération, on constate la reproduction des tubérosités humérales et de l'olécrâne. Flexion à 70 degrés, extension à 150 sans efforts. Pronation et supination de 80 degrés. La malade porte 5 kilos à bras tendu.

β. — Daniel Mollière (de Lyon) pratiqua deux résections du coude ; l'une en 1874 sur un sujet de trente ans, qui avait eu une arthrite du coude guérie par ankylose, et voulait absolument recouvrer des mouvements ; l'autre en 1878 sur un sujet atteint d'ankylose double, à la suite de la variole. Un seul côté a été opéré. Ces deux malades ont guéri avec une articulation mobile. — Ollier, *De la Rés. du coude pour ankylose. Rev. mensuelle*, 1878.

γ. — Bœckel, dans sa traduction du traité des *Résections* de Heyfelder, relate une résection qui lui est personnelle. Faite pour carie et ankylose vicieuse, elle se termina par la guérison de l'ankylose à angle droit.

δ. — *Trois cas de Ried d'Iéna ayant provoqué six résections.*

1re *cas.* — Fille, vingt-quatre ans, ankylose des deux coudes consécutive à une arthrite ; ankylose rectiligne de l'un, de l'autre à 120°. Résection totale des deux côtés à quatre mois de distance. Usage des deux membres recupéré.

2e *cas.* — Fille, vingt-deux ans. Ankylose à angle obtus des deux coudes. Mobilité diminuée aux poignets et aux doigts. Résection totale des deux côtés à quatre mois de distance. La pronation et la supination ne furent point recupérées à cause de l'ankylose du poignet. La flexion et l'extension furent retrouvées dans des limites qui permirent l'usage du membre.

3e *cas.* — Homme, trente-six ans. A droite, luxation non réduite du coude en arrière avec fracture du radius datant de quatre mois et demi. La même lésion existe du côté gauche, accompagnée en outre d'une fracture du cubitus. Résection partielle du coude droit (ext. infér. de l'humérus), totale du coude gauche. Mouvements de flexion et d'extension plus parfaits à gauche qu'à droite huit mois après. Pronation et supination impossibles à gauche par suite de la soudure des deux os de l'avant bras, fracturé lors de l'accident et vicieusement consolidé (1).

ε. — Heyfelder fit, en 1843, une résection du coude. Le résultat fut bon. — *Lehrbuch der resectionen* ; Vienne, 1863.

ζ. — Langenbeck fit sa première résection du coude pour ankylose en 1857. Il y eut rétablissement des mouvements. — *Deutsche Klinik*, 1858.

η. — Lücke signale en 1862 (*Archiv. für Klin. chir.*) cinq nouvelles résections faites par Langenbeck. Cinq fois le rétablissement des mouvements eut lieu.

θ. — Dans le mémoire publié par Hueter, en 1866, *Arch. für Klin. chir.*, on trouve encore dix résections pratiquées par Langenbeck pour ankyloses plus ou moins complètes.

ι. — Dans la *Diss. inaug.* de Lœventhal (an. in. Jahresbericht 1867), il est fait mention de huit résections pour ankylose, sur lesquelles il y a un cas de mort, cinq cas où tous les mouvements furent retrouvés et deux où ceux de pronation et de supination manquaient.

κ. — En 1861, Neudorfer réséquant un officier blessé dans la guerre d'Italie avait violemment rompu les adhérences pour rendre les os mobiles et les sectionner isolément. — (Cité in *De la Résection du coude*, Ollier, 1878.)

λ. — Brick (*Arch. für Klin. chir.*, 1873) fit deux résections du coude pour ankylose. Une première fois elle était due à la variole, une seconde au rhumatisme. Dans les deux cas les mouvements revinrent.

μ. — Hugelshofer dans sa diss. inaug. (*Dents Zeitsc.*, 1873), cite un cas de résection du coude faite par Socin. — L'opéré peut se servir de son membre.

1. *Ienische Zeitsch.*, t. III.

ν. — A la clinique dé Berne, on fit, de 1865 à 1872 trois opérations pour ankylose plus ou moins rectilignes. Les trois opérés guérirent. Deux avec ankylose angulaire. Le 3º résultat n'est pas connu. (Girard, *Deustch. Zeits.*, 1874.)

ξ. — *Annandale* (*The Lancet* 1872) fit une résection du coude pour ankylose, le résultat n'est pas connu.

Beach rapporte (*Bostan med. and surg. journ.*. vol. 96, p. 1), trois cas de résection du coude pratiquée par Hodge à *Massachussets general hospital*. Il y eut un mort. Un résultat inconnnu. La troisième résection fut suivie du retour de l'ankylose.

ο. — Watson cite un malade qu'il fut obligé de réséquer trois fois pour lui rendre les mouvements. (*A new operation for ankylosis of the elbow-joint*; Edinburgh 1873.)

π. — *Fracture de l'extrémité inférieure de l'humérus, et luxation du radius en arrière de date ancienne. — Résection du coude. — Guérison*, par Al. Jamieson (*Customs med. rep.* 1874, nº 8, p. 2. — Shanghaï, 1875.)

Il s'agit d'un jeune homme de vingt-trois ans, fumeur d'opium et porteur d'une ankylose rectiligne du coude, consécutive à une ancienne fracture de l'extrémité inférieure de l'humérus communiquant avec la jointure et compliquée d'une luxation partielle. L'épitrochlée, la trochlée et l'olécrâne paraissent en place, mais la tête du radius se trouve sur la face postérieure du condyle, en contact avec la face externe de l'olécrâne. Le condyle forme ainsi une saillie en avant de la jointure. L'extrémité de l'humérus est épaissie, élargie et l'on ne peut qu'avec beaucoup de force communiquer des mouvements à la jointure. Ce cas paraissait favorable pour l'application du procédé nouveau de Watson. Je l'exécutai, dit l'auteur, avec une exactitude scrupuleuse. L'opération au lieu d'être simple, me paraît extrêmement difficile pour celui qui l'exécute en se guidant seulement sur la description qui en a été faite. Je fis une incision de 4 pouces 1/2 parallèlement et immédiatement au-dessus du bord interne de l'olécrâne. Les parties molles furent refoulées ensemble, puis l'os ayant été disséqué avec soin et une bande épaisse du ligament postérieur qui entourait la tête radiale ayant été sectionnée, le nerf cubital sans être tout à fait en vue fut poussé en avant de l'épitrochlée. L'opération fut conduite comme le recommande Watson. Aucune ligature ne fut nécessaire. Les angles supérieur et inférieur de l'incision furent réunis par une suture métallique et on draina le foyer par la partie moyenne. La plaie fut pansée avec du lin sec et le bras mis dans une légère flexion et en pronation fut placé sur un coussin. Le lendemain soir T = 39° 6, pouls 120 ; le troisième jour la température était à 39°3 et le pouls à 140. La plaie avait bon aspect. Comme le malade était constipé on lui donna dix centigrammes de calomel et dix centigrammes de quinquina toutes les quatre heures jusqu'à ce qu'on eût obtenu une selle ; puis on continua le quinquina seul. Le septième jour il s'échappa de la plaie environ 1 once 1/2 de pus mélangé de sang.

Le dixième jour il reste une petite ouverture par où sort un liquide glaireux. Des mouvements passifs sont commencés, et le progrès de la convalescence, à partir de ce moment-là, aurait été apparemment ininterrompue, n'eût été la reproduction constante du même liquide pseudo-synovial qui nécessita des incisions à trois reprises. Six semaines après la cicatrisation était complète. Il y avait relativement un peu de force dans l'avant-bras. L'opéré pouvait le placer à angle droit sur l'humérus, mais non d'une façon ferme. Il ne pouvait pas l'étendre d'une façon ferme, mais vacillante. L'état s'améliorait lentement quand il quitta l'hôpital à la fin de la 8e semaine. C'était un fumeur d'opium ; on ne put le décider à rester plus longtemps. En somme le résultat de la nouvelle opération ne fut point aussi satisfaisant que celui de l'ancienne méthode dans laquelle les surfaces articulaires de l'humérus, du cubitus et du radius sont enlevés en totalité.

Watson, continue l'auteur, proclame les avantages suivants : 1° un grand bénéfice dans l'élévation de l'avant-bras par la conservation des insertions du triceps et du brachial antérieur ; 2° une guérison plus rapide de la blessure ; 3° moins de difformité dans les surfaces conservées. J'ai réalisé la première condition. Les deux autres m'ont échappé en raison de la sécrétion profuse de la portion de membrane synoviale laissée sur le radius et le cubitus qui maintenait la plaie ouverte et consécutivement réclama des incisions profonde.

Citons encore trois observations d'ankylose du coude consécutive à d'anciennes luxations du coude avec ou sans fractures articulaires. Elles sont tirées de la clinique de Langenbeck.

(*Arch. für. klin. chir.*, 1877, t. XXI, pages 364 et suiv.)

1° Ferdinand Pauke, vingt-cinq ans, ouvrier, se luxe l'avant-bras en arrière. — Le 14 octobre 1875, à son entrée, on lui trouve une ankylose rectiligne, flexion du coude très limitée, pronation et supination très facile. — Le 16 janvier 1875, sous l'influence du chloroforme, essai infructueux de réduction. Scarlatine intercurrente qui se termine rapidement et sans conséquence pour le malade.

Opération : Résection par la méthode de Langenbeck. Ablation des surfaces articulaires humérales au-dessus des condyles, de la cupule radiale et de l'olécrâne à 5^{mm} au-dessous de la surface articulaire. Décollement du périoste le long de l'humérus. Désinfection de la plaie avec la solution au salycilate de soude. Suture au catgut. Pansement occlusif ouaté. Attelle en gutta-percha sur la région antérieure.

Terminaison : Le 19 décembre, enlèvement des sutures pour hémorrhagies secondaires. Pansement à ciel ouvert. A partir du 21 décembre, plus de fièvre. — Le 24 janvier 1876, cicatrisation complète. Mouvements provoqués. Sortie le 6 mars 1876. Résultat fonctionnel très favorable. Flexion et extension de 180° à 190°, possible avec une certaine force. Pronation et supination provoquées, très faciles; spontanées, minimes.

2° Agnès Schnür, quatorze ans. Ankylose du coude droit à angle aigu, complètement limitée à l'articulation huméro-cubitale. Pronation et supination très facile.

Début il y a plus de neuf ans, à la suite d'un traumatisme indéterminé. Il y a deux ans, résection de l'articulation avec terminaison par ankylose. — Le 3 mai 1875, résection par la méthode de Langenbeck. Pansement antiseptique au salycilate. Suture, drainage. Attelle en fil de fer, suspension du bras.

Terminaison : Au début, fièvre intense : 40°2. A part cela, marche normale. A dater du mois de juin, mouvements provoqués. Electrisation. Guérison et sortie le 14 octobre 1875. Mouvements spontanés peu considérables dans l'articulation. Situation du membre à angle droit.

3° Jean Rusch, huit ans. Ankylose rectiligne du coude droit. Début il y a neuf semaines. Fracture du condyle huméral. Bandage plâtré dans l'extension. Le 9 mars 1876, résection des surfaces articulaires de l'humérus et du cubitus avec conservation de la tête radiale. Drainage, sutures, pansement occlusif. Attelles. Au bout de quelques jours, bandage plâtré.

Terminaison : Enlèvement des sutures le 11 mars, à cause des douleurs et de la fièvre. Simple gâteau de cérat. Le 13 mars, diphthérie. Mort le 18.

§ 6. — ARTICULATIONS DU PIED.

A. — *Résection tibio-tarsienne.*

Application de l'ostéotomie à l'orthopédie, par M. H.-W. Berend (de Berlin). — *Comptes rendus de l'Académie des sciences*, 1861, vol. 52, p. 545. — Résumé.

L'ostéotomie est indiquée dans le cas de rétraction des gastrocnémiens, avec ankylose tibio-tarsienne.

Frédéric Péterson, 16 ans, de Fornau, près Wissemberg. — Chute d'un arbre deux ans auparavant. Fracture compliquée laissée sans traitement. Violente inflammation. Suppuration et expulsion d'un séquestre après plusieurs mois.

État à l'entrée, le 7 mai 1860 : Equinisme. Talon remonté à 4 lignes du sol. Saillie considérable de la malléole en dehors. Déviation de l'axe du pied en dedans. Tendon d'Achille très tendu. Les efforts de réduction ne peuvent corriger la difformité. Pied d'aspect et de température normale. Atrophie du mollet et de la cuisse. En marchant, le malade ne s'appuie que sur l'extrémité des orteils et le pied fléchit un peu en dehors. Les mouvements du pied, flexion, extension, adduction et abduction sont entièrement supprimés. Ceux des orteils persistent à un faible degré. Pas trace de mouvement dans l'articulation tibio-tarsienne.

Section du tendon d'Achille et manœuvres orthopédiques infructueuses. L'ankylose parut évidente et l'ostéotomie du tibia et du péroné nécessaire. Elle fut pratiquée le 11 août 1860.

1. — *Ostéotomie du tibia.* — Incision de la peau de 2 pouces d'étendue, à partir du tiers inférieur de cet os et le long de la crête; décollement du périoste; section d'une portion cunéiforme du tibia et large de 1 pouce environ à sa base ou face antérieure, au moyen de la scie de Jeffray, puis de la scie à couteau; enfin soulèvement et extraction de cette même portion du tibia à l'aide de la double tenaille à résection.

2. — *Ostéotomie d'une portion du péroné, longue de deux pouces, après incision préalable de la peau.* — Il ne fallut lier aucun vaisseau. Adaptation des surfaces osseuses résultant de l'ostéotomie. Application de l'appareil de plâtre, de manière que la plante du pied forme un angle droit avec la jambe. Les orteils, après l'opération, exécutent tous les mouvements. Vessie de glace. La nuit, une dose de morphine : du reste, traitement antiphlogistique.

L'appareil dut être levé au cinquième jour, et remplacé par un appareil plus simple, éclissé. Le pied, à partir de ce temps-là, resta plusieurs mois couché dans une caisse garnie de coussins, de sorte qu'il était facile de renouveler l'appareil et de s'assurer de l'état des plaies. La fièvre de réaction, bien qu'elle fût en elle-même assez violente, ne sortit point, dans les premières semaines, de certaines limites. Excepté les premiers jours qui suivirent l'opération, il ne fut plus nécessaire d'administrer la morphine. Le malade dormit régulièrement toutes les nuits, et l'appétit resta satisfaisant. Les deux plaies résultant de l'opération montrèrent, dès l'abord, des bourgeons charnus magnifiques, si flasques, il est vrai, durant les six premières semaines, qu'elles offraient presque l'aspect de fongosités, et qu'elles nécessitèrent un pansement plus astringent avec la teinture de myrrhe et le quina. Il survint plusieurs hémorrhagies, la plus forte, en septembre, à la plaie du péroné ; elle fut arrêtée au moyen de la compression.

Au commencement du cinquième mois, les os réséqués étaient consolidés, et la plante du pied rendue à sa position normale. Depuis trois semaines, le malade court et s'appuie sur toute la plante du pied avec un soulier exhaussé d'un pouce et demi. Des esquilles nécrosées, en petit nombre, et d'un volume peu considérable, ont été éliminées et se sont fait jour à travers les plaies. Dans le courant de la dernière quinzaine, quelques-unes de ces esquilles sont sorties d'elles-mêmes d'une fistule, qui s'était formée au mollet. La peau de la surface antérieure de la jambe est encore amincie et disposée aux érosions. Au reste, tout est à souhait dans l'état général du malade.

2. — *Fractures des malléoles et de l'astragale du côté droit ; consolidation vicieuse. Résection tibio-tarsienne partielle. Guérison. In Clinique de Langenbeck (Archiv. für Klinische chirurgie. t. xxi, p. 364 et suiv.)*

Albert Klauschke, quarante et un ans, forestier, eut, le 3 décembre 1874, la jambe droite écrasée par la chute d'un arbre.

Le pied est en valgus très prononcé, et en même temps si fortement en rotation en dehors que, dans le décubitus dorsal absolu, pendant que la rotule et la crête du tibia regardent en haut, le bord externe du pied porte complètement sur le lit. L'articulation tibio-tarsienne est ankylosée. L'opération fut pratiquée le 6 juillet 1875. Résection de la malléole interne très épaissie dans une étendue de 3 centimètres par une incision passant sur la malléole. Simple brisement forcé du péroné au-dessus de la malléole externe. Le tarse, présentant des traces d'anciennes fractures, est laissé en paix. Opération et pansement par la méthode de Lister. Attelle en gutta-percha et suspension. Les neuf premiers jours, fièvre intense; température s'élevant jusqu'à 40°1. Malgré les pansements de Lister, rigoureusement exécutés, sécrétion abondante. Douleurs intenses. 10 juillet, rétention de pus sur le côté externe; incision, 26 juillet, on abandonne le pansement antiseptique, qui se laisse traverser par les liquides ; en tout, vingt-trois jours de pansement de Lister. On lui substitue une compresse imbibée d'huile. Le 9 août, érysipèle avec plusieurs abcès de la jambe et de la cuisse. Le 18 septembre, guérison des plaies. Appareils plâtrés. Le 23 octobre, sortie. — Le pied est placé à angle droit. Mouvements minimes dans l'articulation tibio-tarsienne. Par précaution, on laisse l'appareil plâtré. Le 14 novembre, le malade fait savoir qu'il va très bien.

3. — *Résection de l'articulation tibio-tarsienne pour ankylose avec fonction vicieuse du pied, par Vogt. (Diss. inaug. Iena, 1875.)*

M. Ried d'Iéna pratiqua deux fois cette opération. Une première fois, l'ankylose était due à une polyarthrite rhumatismale, une deuxième fois, à un écrasement du pied par une machine. Le pied était en *flexion, adduction et supination*.

Les trois os qui constituent l'articulation tibio-tarsienne furent réséqués. Un fragment d'os de 2 centimètres de haut, pris sur le tibia et le péroné (1 centimètre) et sur le tarse (1 centimètre), fut enlevé.

Ried, pour pratiquer l'opération, fit une incision en L, la branche verticale passant derrière le tibia, la branche horizontale sous la malléole. Il fit alors, à travers les malléoles, un canal à l'aide du perforateur, puis un autre au-dessous de la malléole tibiale. La scie fut passée dans ces canaux, puis la section pratiquée d'abord en avant puis en arrière. On plaça le membre sur sa face externe (cérat-charpie). Bandage compressif pendant trois mois. Le résultat fonctionnel fut excellent dans les deux cas.

4. — *Stromeyer (1847). Femme. Luxation compliquée du tibia. Nécrose de cet os. Résection. Guérison. Au bout de six mois, régénération osseuse. Résultat parfait. Mobilité. (Stromeyer, Haudbuch der chirurgie.)*

5. — *Luxation compliquée du pied en arrière. — Résection au bout de six mois, par Korzeniowski (de Varsovie). Gazette hebdomadaire, 1859, p. 376.*

Il s'agit d'une femme de quarante-cinq ans, entrée le 26 avril 1856 à l'hôpital de l'Enfant-Jésus.

Au mois d'octobre 1855, en montant sur un trottoir, la pointe de son pied gauche fut retenue; elle sentit son genou se plier, et elle se trouva assise sur son talon gauche, presque évanouie par suite de douleurs dans l'articulation tibio-tarsienne.

Soignée par un officier de santé, pendant six mois, sans aucune amélioration, elle entre à l'hôpital.

L'articulation tibio-tarsienne présente les changements suivants : les axes longitudinaux de la jambe et du pied, au lieu de se réunir sous l'angle droit ou sous un angle plus ou moins ouvert, sont tout à fait parallèles, l'axe du pied étant plus inférieur. Le talon est repoussé en arrière, et dans le lieu où le tendon d'Achille fait saillie, il y a une dépression très profonde. L'extrémité inférieure du péroné, fracturé, descend plus bas qu'à l'ordinaire. Les os du tarse sont soudés solidement avec le tibia, et ne peuvent exécuter aucun mouvement. L'usage du membre est impossible, et la malade doit garder le lit.

L'état général ne présente rien de remarquable.

15 mai. — Après avoir discuté la résection articulaire, on pratique ainsi l'opération, la malade étant complétement chloroformisée.

Incision longitudinale de 3 pouces 1/2 à partir de l'extrémité inférieure du tibia, incision comprenant le périoste.

Le tibia est dénudé, et on passe sous cet os une scie à chaîne, près du lieu où l'astragale adhère à la face postérieure du tibia.

Section de l'os.

Détachement assez facile de l'astragale au niveau de ses adhérences avec le tibia.

Résection de la partie inférieure du péroné, fracturée au moyen des pinces de Liston.

Le pied est ensuite remis dans sa position naturelle.

Appareil : une attelle postérieure coudée, dont la petite branche soutenait le pied, et dont la longue branche remontait jusqu'au milieu de la cuisse ; deux attelles latérales.

Pansement à la glace ; peu de fièvre ; pouls entre 98 et 110. Douleurs vives.

La plaie prend tous les jours meilleur aspect ; un accès de fièvre, qui survient le 20 juin est combattu par le sulfate de quinine.

Vers le 20 juillet, la plaie était complètement cicatrisée ; le mouvement dans l'articulation réséquée était à peine sensible, et la malade pouvait marcher sans béquilles, avec deux bâtons. La jambe et le pied présentent un raccourcissement de 3 pouces 3/4.

Au commencement d'octobre, la malade quitte l'hôpital.

6. — Le nommé Louis Menot est entré à l'Hôtel-Dieu, le 20 mai 1874, salle Sainte-Marthe, lit n° 30. Il est âgé de quarante-neuf ans, et employé de commerce. C'est un homme fort, plein de santé et de résolution.

Le 31 décembre, à la fin du jour, comme il se promenait à la campagne, il tomba tout à coup dans une fosse. Transporté dans un village voisin, on lui déclare qu'il avait la jambe cassée, et on lui met un appareil. Il est contraint de garder le lit pendant vingt-cinq jours environ. Puis il entre dans le service de M. Demarquay. Celui-ci lui annonce qu'il n'y avait pas grand'chose à faire. On lui fabrique une bottine avec un tuteur en fer, et il retourne dans son pays pour essayer d'y reprendre son travail interrompu. Mais il lui faut bientôt y renoncer

Voici maintenant quel est son état à son entrée à l'hôpital :

Par suite de l'arrachement de la malléole interne et de la fracture de la malléole externe au niveau de son collet, le pied a été dévié en dehors et en arrière avec un peu de rotation. Les os se sont consolidés dans cette position, et la déviation est devenue permanente.

A la partie interne, il existe une saillie assez forte de l'extrémité inférieure du tibia. L'axe de cet os, prolongé sur le pied, vient tomber en dedans de lui. On comprend dès lors que c'est sur ce point que porte le poids du corps.

A la partie externe, la malléole péronière vicieusement consolidée, forme avec le corps du péroné un angle obtus ouvert en dehors; aussi à ce niveau il existe une dépression.

Les mouvements de flexion et d'extension sont assez bien conservés. Lorsque le malade marche, il appuie sur le sol la plante du pied, mais principalement le bord externe. La douleur, au point où le tibia s'avance sous les téguments, le force à s'arrêter après avoir fait quelques pas.

Afin de remédier à la déviation du pied, et le ramener dans l'axe de la jambe, on a fait faire un appareil ayant pour but d'incliner le pied en dedans au moyen de lacs élastiques. Cet appareil se compose d'une bottine, dont la semelle en cuir

est renforcée par une lame d'acier. Une forte attelle portant à son extrémité inférieure une tige de fer solide, plantée à angle droit, est appliquée sur la face
interne de la jambe et du pied. Des liens la maintiennent solidement attachée
au membre. Un autre lien en forme d'anse est fixé sur le bord externe de la
semelle. On passe dans l'anse un caoutchouc très résistant que l'on attache par
ses extrémités sur la tige de fer. Le pied se trouve ainsi redressé, et par son
élasticité le caoutchouc exerce une action continue, sans aucun relâchement.

Par l'action de ce simple et ingénieux appareil, le pied semble se replacer sous
le tibia ; mais dès que la contention a cessé, le pied se dévie de nouveau. C'est
donc là pour le malade une situation déplorable qui l'empêche de marcher en lui
causant des douleurs intolérables.

Ce qui oppose un obstacle à l'action de ramener le pied sous le tibia, c'est
surtout le cal vicieux du péroné. Mais il y a en outre la rétraction des ligaments
articulaires. Si donc on venait à fracturer le cal, il faudrait s'attendre à rencontrer certaines difficultés dues aux adhérences établies dans l'articulation.

M. le professeur Richet s'est donc proposé de briser cette fracture qui devait
permettre de rétablir les os dans leur position primitive.

Avant de fracturer l'os sur le vivant, il a d'abord essayé de briser avec les
mains le péroné sur un cadavre ; mais cela a été impossible, la résistance était
trop considérable. Il s'est alors servi d'un ciseau ; mais la fracture ainsi faite est
fort inégale, elle est accompagnée d'esquilles. De là, la préférence qui, pour cette
opération, sera accordée à la scie à chaîne.

Après avoir rejeté la résection, comme étant contre-indiquée, M. le professeur
Richet a procédé à l'opération de la manière suivante :

1° Incision en T le long du péroné, au niveau de l'ancienne fracture.

2° Les parties molles sont écartées tout autour du péroné ; cet os est isolé.

3° Introduction assez difficile d'une aiguille courbe qui, passée derrière le
péroné, sert de conducteur à la scie à chaîne.

4° Section avec la scie à chaîne.

5° Pressions violentes exercées sur le pied pour le ramener dans sa situation
normale. Les adhérences formées entre les surfaces articulaires sont rompues,
et le pied se trouve replacé dans l'axe de la jambe.

6° Section du tendon d'Achille avec le ténotome.

7° Pansement. Application de coussins et d'une attelle le long de la face interne
tibia et du pied pour maintenir les parties dans leur nouvelle position.

Comme on le voit, l'opération a très bien réussi. En résumé, le seul accident
auquel le malade se trouve exposé, c'est la suppuration du foyer de la fracture.

Dans un cas analogue, il y a une quinzaine d'années, chez un jeune homme
de 21 ans qui se trouvait dans une situation semblable, le pied dévié consécutivement à une fracture du péroné vicieusement consolidée, M. le professeur
Richet, en consultation avec M. Velpeau, eut le bonheur, le malade ayant été
chloroformé, de fracturer le péroné avec les mains.

Le pied fut ensuite violemment ramené. Il est vrai que le cal datait seulement
de 35 jours. Le malade a parfaitement guéri et marche aujourd'hui très
facilement. (Th. Echeverria 1874.)

7. — *Luxation du pied en dehors ; consolidation vicieuse du péroné ;
résection du tibia seul.* (Th. Echeverria.)

Louis Cébourdel, âgé de 43 ans, marchand forain, est entré le 24 avril 1874 à
l'Hôtel-Dieu, salle Sainte-Marthe, lit n° 33, dans le service de M. le professeur
Richet.

C'est un homme fort et de bonne constitution. Il raconte qu'au mois de février
dernier, il eut le pied démis à la suite d'un accident de voiture. Transporté à
l'hospice, on fit de vains efforts de réduction. Un gonflement considérable sur-

vint. Pour consolider une fracture qui existait en même temps que la déviation du pied, il resta environ 60 jours au lit.

Il commence alors à marcher, mais la douleur lui permet de faire seulement quelques pas. Bientôt, à la suite de ces tentatives répétées pour marcher, la peau s'enflamme au niveau de la partie interne. Il se forme même une petite eschare superficielle.

Rentré à l'Hôtel-Dieu, on constate une luxation en dehors avec fracture des deux os de la jambe. Le pied s'est renversé sur son bord interne, et il est un peu porté en arrière. L'articulation est très mobile ; les mouvements de flexion et d'extension sont conservés ; il y a même des mouvements de latéralité, excepté cependant en dehors, où le pied est arrêté par la malléole externe.

Celle-ci est saillante sous la peau ; elle est presque horizontale et la consolidation est achevée. L'astragale est venu se placer au-dessous, après avoir remonté le long de la face externe du tibia. Il y a là maintenant une sorte de pseudarthrose.

La malléole interne fait une forte saillie en dedans ; c'est sur ce point que porte tout le poids du corps. A ce niveau les téguments ont été ulcérés.

Au début, M. Richet pensa que, par des tractions énergiques, il pourrait réduire cette luxation ; mais la chose fut impossible.

On ne pouvait donc plus hésiter qu'entre l'amputation et la résection. On se décide pour cette dernière, et on procède à l'opération le 4 juillet :

1° Incision en T au niveau de la partie interne de l'articulation tibio-tarsienne.

2° Dégagement de l'os en écartant les parties molles y compris le périoste.

3° Fracture assez facile du péroné.

4° Impossibilité d'introduire la sonde de Blandin. Passage de la scie à chaîne.

5° Section du tibia à une hauteur de 4 centimètres environ.

6° Le pied est ramené dans l'axe de la jambe.

7° Pansement. La jambe est placée dans une gouttière. Le cou-de-pied est entouré de charpie et de compresses.

Le malade transporté à son lit est soumis à l'irrigation continue. Il passe une nuit assez calme. Les jours suivants, nausées, vomissements, langue sale, fièvre, insomnie.

Le 8 juillet, il y a un commencement de lymphangite. Les ganglions du pli de l'aine sont tuméfiés. Le pouls est à 90 ; la température à 38,5.

Le 10, on ouvre un abcès formé au niveau de la fracture du péroné.

Le 16, l'irrigation continue est supprimée. La peau est en effet rouge, un peu excoriée. Le membre est placé dans une simple gouttière avec pansement à la charpie.

Le 18, le peau est très rouge. Cataplasmes. Le jour suivant, on ouvre encore un abcès sur le côté opposé à la plaie.

Aujourd'hui le malade est en voie de guérison.

8. — *Résection du pied nécessitée par les suites d'une luxation*, par Courvoisier. (*Corresp. Blatt für schweiz Aertzte* 1875, 15 décembre).

Le docteur Courvoisier présente à la Société de médecine de Bâle, le 18 mars 1875, un malade guéri d'une résection de l'articulation tibio-tarsienne, résection faite à la suite d'une inflammation chronique survenue consécutivement à une luxation de ladite jointure. L'opéré peut marcher à l'aide d'un soulier soutenu par une tige d'acier à charnière.

9. — *Consolidation d'une fracture de jambe traitée par la résection d'un coin osseux*, par le docteur Christopher Heath. (Communication à la Société clinique de Londres. *Medical Times and gazette*, 12 mai 1877, p. 516).

Ce malade, dix-huit semaines avant son admission, s'était fracturé les deux os de la jambe, immédiatement au-dessus des malléoles. Bien qu'on eût appliqué des attelles et un solide bandage, il survint une déformation considérable. Le pied était tordu en dehors, le tibia déjeté en dedans et le péroné dévié dans une proportion correspondante. Une photographie et un moule présentés à la Société permettaient de se rendre compte de cette difformité. M. Heath, avec toutes les précautions antiseptiques, enleva un coin osseux du tibia avec le ciseau de Linhart, et sectionna ensuite le péroné avec des cisailles. Le membre fut alors remis dans la direction rectiligne. On appliqua d'abord une attelle postérieure, puis des attelles latérales. Le malade est ainsi rentré en possession d'une jambe très utile. Il a été présenté à la Société.

10.—*Fracture du péroné avec arrachement de la malléole interne. Luxation irréductible du pied en dehors. Saillie de la malléole interne et plaie consécutive communiquant avec le foyer de la fracture. Résection. Guérison* (1). (Nous devons cette observation à l'obligeance de M. le professeur Le Fort).

Le 3 décembre 1878, le malade (Rousselle Zéphire, trente-neuf ans, menuisier à Chauny) chargé d'un poids de 90 à 100 kilos, glissa sur deux plaques de fonte. Le pied gauche fut projeté violemment sur la face plantaire en même temps que la secousse portait fortement le pied en dehors. Il en résulta une fracture du péroné à 4 ou 5 centimètres au-dessus de la malléole externe et une luxation du pied en dehors avec saillie de la malléole interne, sans plaie des parties molles. La luxation fut quatre fois réduite et quatre fois se reproduisit malgré l'application d'un appareil plâtré. Le 17 janvier une plaie se produisit au niveau de la malléole externe ; pendant dix-sept jours la luxation resta non réduite.

Le 27 janvier, le malade est envoyé à l'hôpital Beaujon, service de M. L. Le Fort.

A son entrée, nous trouvons le pied gauche fortement porté en dehors, faisant un angle aigu avec la direction de la jambe. La malléole interne fait une saillie considérable ; il existe à son niveau une plaie qui communique avec le foyer de la fracture. Toute la région est le siège d'un gonflement considérable ; elle est douloureuse, tous les mouvements sont impossibles.

30 janvier. — M. Le Fort tente de réduire la luxation après administration de chloroforme. Les efforts sont impuissants à produire la réduction. Alors M. Le Fort pratique la résection de l'extrémité inférieure du tibia, dans une hauteur de deux centimètres ; tout le plateau tibial est enlevé. Malgré cela la luxation ne se réduisit pas ; il fallu rompre le péroné qui était en train de se consolider vicieusement. La réduction est alors facilement effectuée, et on applique un appareil plâtré. Sutures métalliques sur la plaie qu'à nécessitée la résection. Compresses alcooliques au niveau de cette plaie.

30, soir. — Pas de fièvre, pas de douleurs. T = 37°8. P = 88.

10 février. — La réduction s'est bien maintenue, l'état général du malade est excellent, mais un abcès s'est formé sur la partie interne du dos du pied. L'incision donne lieu à l'écoulement d'une petite quantité de plus. Il s'est produit un peu de gonflement de la jambe et de la cuisse, avec le développement de quelques veines sous-cutanées.

16 février. — L'appareil plâtré est enlevé ; le membre est placé dans une gouttière en bois à parois mobiles. Pansement à l'alcool et compression légère.

18 février. — Le gonflement a diminué. La suppuration continue, assez abondante. Pas de douleurs. La réduction est bien maintenue.

21 février. — Le pied s'est dévié en dehors, mais il est réduit très facilement. On le place dans un appareil de Scultet, sur un plan incliné ; alcool camphré et taffetas gommé.

22 février au 15 mars. — L'appareil de Scultet imprégné d'alcool camphré est

1. Observation recueillie par notre collègue, M. Blin, interne du service.

changé tous les cinq ou six jours. La suppuration diminue. Le gonflement est beaucoup moindre, et la cicatrisation avance.

15 mars. — Compression avec l'ouate sur le pied et la jambe.

19 mars. — Erysipèle au niveau de la hanche. Compresses d'eau de sureau.

20 mars au 19 avril. — L'érysipèle ambulant remonte vers le tronc et descen vers la cuisse, n'occasionnant pas d'état général grave, pas de fièvre, et laissant les fonctions digestives à peu près intactes. Il disparaît complètement le 10 avril. — La plaie du pied est pansée successivement avec des cataplasmes phéniqués et des compresses phéniquées (acide phénique au 1/50). (M. Marchand, suppléant.)

18 avril. — M. Marchand ouvre un abcès à la partie externe et moyenne de la cuisse, qui avait conservé du gonflement et de l'empâtement depuis l'érysipèle.

24 mai. — Le malade retourne dans son pays. Tout gonflement a complètement disparu. Le malade fait exécuter à son articulation tibio-tarsienne des mouvements qui permettent de penser que le jeu de la jointure reviendra peu à peu. Il n'y reste plus que deux petites plaies insignifiantes. Le pied est dans une rectitude absolue.

Nous rapportons ici cette observation, bien qu'elle sorte un peu des limites que nous nous sommes imposées. En effet, il y avait des phénomènes inflammatoires dans la jointure. La résection fut à la fois antiphlogistique et anaplastique. Un point intéressant est à noter : c'est la difficulté de la réduction après la résection du tibia, à cause du commencement de consolidation vicieuse du péroné. Cette difficulté s'accroît à mesure que l'on s'éloigne de l'accident, comme on peut le voir dans deux autres observations consignées dans ce travail.

B. *Résection de l'Astragale.*

1. — *Malgaigne. Fractures et luxations*, t. II page 1064 et suiv.

2. — *Du Bourg. Etudes sur les luxations sous-astragaliennes anciennes*, thèse de Paris 1874. Obs. 1, p. 21.

3. — *Du Bourg.* Thèse citée. — Obs. V. — (Résumé).

Luxation sous-astragalienne en dedans, avec déchirure des parties molles au niveau de la tête de l'astragale qui fait issue au dehors. Fracture du péroné — pied droit. — Accident en 1871. Tentatives de réduction infructueuses, appareil appliqué levé le 12e jour. La tête de l'astragale s'est fait jour à travers les téguments, au niveau du bord interne du pied. On résèque sur le champ la portion extérieure de cet os, mais, à partir de ce moment la plaie faite par l'issue de l'astragale ne s'est jamais cicatrisée. Au bout de 13 mois on donne au malade un pilon. Il ne peut cependant se servir de son membre à cause des douleurs dues à la compression du nerf tibial postérieur atteint consécutivement de névrite. La marche, la station occasionnent du gonflement au pied. Au bout de deux ans M. Verneuil se décide à l'opérer. A cette époque le pied était en valgus et dans l'abduction forcée. Le bord interne était déformé par une saillie volumineuse (tête de l'astragale). — Cet os a gardé ses rapports normaux avec la mortaise tibio-péronière. Ulcération fongueuse de 1 centimètre sur la tête de l'astragale. Mouvements d'extension limités et douloureux, adduction et abduction supprimées.

Opération. — Résection sous-périostée de l'astragale *par morcellement*. Résection sous-périostée du péroné dans l'étendue de 4 centimètres. Le redressement du pied fut impossible néanmoins par suite d'une synostose péronéo-tibiale. Cette synostose fut vaincue à l'aide de la scie.

Pansement ouaté. — Un an après le malade partit pour l'asile de convalescence, A cette époque le pied était dans une position parfaite, n'était plus douloureux. Il restait une certaine atrophie de la jambe et du pied et un faible raccourcissement qui put être corrigé par une chaussure à talon élevé.

4. *Luxation de l'astragale. Extirpation le 8e mois. Guérison. 3e cas de Smith de Leeds* (Turner. *On disloc. of astrag.* Obs. 23.

5. — *Luxation de l'astragale sans plaie. Irréductiblité. Guérison. Néanmoins extirpation de l'astragale.* — Arnott. *Lond. med. Gaz.,* 1849, t. LXIII (*Société pathologique de Londres,* 15 janvier 1849.)

M. Arnott montre un astragale qu'il a enlevé par suite de la luxation de cet os en avant et en dehors, avec deux moules montrant le membre avant et après l'opération.

Un homme fut admis à Middlesex-Hospital, étant tombé de haut sur le pied droit. Il y avait inversion du pied dont le bord externe touchait le sol; dépression remarquable, saillie très distincte à la partie antérieure et externe du tarse. Sur cette saillie, la peau était fortement tendue, enflammée et abrasée. Il n'y avait pas de doute, l'astragale était luxé en avant et en dehors. — Tentatives de réduction au moyen du chloroforme, extension, pression directe sur l'os, etc. On crut avoir réussi, mais plus tard, le gonflement subsistant, on reconnut que le membre était en aussi mauvais état qu'auparavant. Après quelque temps, le membre étant faible, distordu et presque inutile, on conseilla à cet homme de se faire enlever l'astragale. Il y consentit. Arnott fit l'opération. Pour séparer cet os du calcanéum, il éprouva la plus grande difficulté : le ligament interosseux établissait entre ces deux os une telle union qu'il fallut le déchirer en tirant sur l'os avec un crochet et une poulie. L'issue fut favorable, et le malade quitta l'hôpital avec un membre très utile, le pied ayant parfaitement repris sa position véritable.

6. — *Luxation de l'astragale avec plaie.* — *Aucune réduction.* — *Cicatrisation.* — *Grande difformité.* — *Extraction consécutive de l'astragale.* — Dupuytren. (*Leçons orales,* t. II, 2e édit., p. 10 à 19). (Cité dans Rognetta et Fournier Deschamps. — *Mémoire sur l'extirpation de l'astragale,* 1843, in-8°, p. 31.)

Femme de trente-trois ans; chute du quatrième; transportée sans connaissance à la Charité. Fracture de l'humérus droit, fracture du péroné droit au tiers inférieur avec luxation complète de l'astragale, en avant et en dehors, et avec plaie qui laissait voir l'astragale. L'astragale ne fut pas extrait, et il ne fut pas réduit non plus (cela résulte du moins de certains détails de cette observation, quoique cela ne soit pas dit expressément). Néanmoins, il y eut cicatrisation parfaite; les fractures, bien réduites, se consolidèrent bien, mais le pied resta impropre à la marche. Six mois après sa chute, peu de temps après sa sortie de la Charité, elle entra à l'Hôtel-Dieu pour se faire amputer la jambe.

Etat du membre : pied en forme de varus très prononcé; sur la face dorsale, une cicatrice inégale, une saillie volumineuse formée par l'astragale; marche très douloureuse.

Au lieu d'amputer la jambe, Dupuytren pratiqua l'extraction de l'astragale : incision cruciale sur la cicatrice; dissection de l'os; application d'un premier lacs sur la tête de cet os, puis d'un second lacs; tractions nombreuses; enfin l'astragale fut extrait. Les rédacteurs ajoutent que l'extraction fut prompte et facile, ce qui est en contradiction avec la description qu'ils ont donnée de l'opération. Peu d'hémorrhagie; aussitôt on redresse le pied sans difficulté. — Linge troué, pansement simple.

Rognetta, qui jusqu'ici a cité textuellement, continue ainsi :

« La réaction qui a succédé à cette opération a été assez orageuse, mais enfin la plaie a pris une bonne marche, et la malade a fini par guérir, en conservant le pied dans la rectitude normale. Deux mois après l'opération, la malade marchait parfaitement à l'aide d'un simple brodequin ayant un talon élevé d'un pouce. »

7. — *Luxation irréductible de l'astragale. Guérison par ankylose complète. Vingt jours après la guérison, extirpation de l'astragale.* — *Troisième cas de Smith, de Leeds* (Turner, *On dislocation of astrag*, p. 414; obs. 23 de Turner).

James Bracewell, vingt-sept ans, eut, le 2 août 1830, le pied pris dans une roue. Après de vains et longs efforts de réduction, tentés infructueusement par M. Dann, le malade entre dans le service de Smith le 3 août. L'astragale fait saillie au-dessus et en avant du calcanéum; la plante du pied est tournée en dedans; le bord externe de l'astragale soulève la peau. Cataplasmes. — Au cinquième jour, la partie malade se gangrène; le malade s'affaiblit; vers le soixante-quinzième jour, des granulations commencent à couvrir l'os; au quatre-vingt-douzième, la plaie est presque cicatrisée; elle est complètement guérie le cent-vingt-deuxième jour.

Vingt jours plus tard, comme le malade ne pouvait pas marcher, Charley, Hey et Smith décidèrent l'ablation de l'astragale, qui eut lieu le 23 décembre 1830. — Incision cruciale sur la saillie de l'astragale; dissection du lambeau; extirpation difficile de l'os, à cause de ses nombreuses et fortes adhérences avec les os voisins; l'astragale était retourné sens dessus dessous. Réunion avec des bandelettes. La plaie, un peu blafarde les premiers jours, est guérie vers le trentième jour; mais le pied est dévié, et comme un bandage est insuffisant pour le redresser, on applique un appareil prenant son point d'appui sur le genou pour attirer en haut le bord externe du pied. Les muscles postérieurs de la cuisse sont un peu rétractés. Le cinquante-deuxième jour, le blessé marche assez facilement à l'aide d'une botte à double semelle. Le membre est raccourci d'un pouce.

Le 7 décembre 1831, le malade écrit qu'il marche très bien à l'aide d'un bâton. Bracewell a une excellente articulation en charnière entre le tibia et le calcanéum.

8. — *Du pied-bot varus acquis traumatique* par Bartels de Berlin, 1872. (*Arch. für Klin. Chir.*)— *Extrait.*

Cette déformation peut résulter d'un traumatisme accidentel ou chirurgical. — *Dans le premier degré* c'est à la suite d'une fracture de la malléole interne qu'une déviation du pied se produit en dedans. — Son bord interne se trouve remonté. *Dans le deuxième degré* (cas graves), indépendamment de cette ascension due à la fracture malléolaire il existe une fracture des os supérieurs du tarse compliquée d'une luxation des mêmes os en haut et en dehors. Dans ces cas la réduction est excessivement difficile et ne peut être obtenue que par l'ablation des fragments d'os brisés et luxés. — Suivent des cas dans lesquels de simples manœuvres orthopédiques amenèrent la guérison, puis un autre dans lequel la résection fut pratiquée.

Il s'agit d'un garçon de quinze ans atteint d'ostéomyélite du tibia en juin 1871. L'extrémité inférieure du tibia se nécrose en totalité — Fistules nombreuses. Le pied a de la tendance à prendre la position d'un pied-bot et les os les plus exter-nes du pied tendent à proéminer. — Les appareils plâtrés ne sont point tolérés et sont traversés par le pus. Sous l'influence de la régénération du tibia le pied se dévie complètement en varus; en même temps il s'est luxé par rapport au péroné de telle façon que ce dernier à l'air d'une exostose située à la face externe du pied. La malléole peronéale descend jusqu'au niveau de la plante du pied. La jambe est raccourcie de 2 centimètres, mais les os sont hypertrophiés. — A la fin de février 1872, Wilms pratique la résection sous-periostée de la partie sail-lante du peroné dans une étendue de 6 centimètres. Le périoste est épaissi; le péroné ostéoporotique, là où il tient aux os du pied il est entouré par une pro-duction osseuse. Par fracture du tibia on parvient à rémédier à la déviation en varus. Bandage plâtré. — Pansement à l'huile d'olive. Elévation de la tempéra-ture pendant cinq jours. Appareils plâtrés répétés. Enfin la situation du pied est normale. Bottine mécanique. Exeat. La flexion et l'extension du pied sont possibles et se passent selon toute apparence dans l'articulation tibio-tarsienne.

9. — *Résection de l'astragale huit mois après sa luxation*, par Sydney Jones, reported by M. Rossiter, Saint-Thomas's Hospital Reports, 1874, p. 301.

J... J..., 29 ans, garde-chasse, homme paraissant très bien portant, est admis à l'hôpital Saint-Thomas le 29 septembre 1873. Au mois de février précédent, il marchait sur un rocher lorsqu'il glissa et tomba d'une hauteur de 20 pieds; le pied droit porta sur le bord d'une pierre, ce qui fit rouler le blessé 5 pieds plus loin. Il resta étourdi pendant quelques minutes; quand il reprit connaissance, il ne put marcher et sentit une douleur très aiguë dans le pied droit. Il fut porté à son lit et visité deux heures après par un médecin; le pied était très enflé, et la face plantaire complètement tournée, le bord externe étant en bas. Le docteur fit l'extension avec force, comme s'il tirait une botte, pendant que la contre-extension était faite par un homme qui tenait la cuisse. Après un peu de temps, il se fit un craquement : la face plantaire devint moins déviée, quoique non encore redressée ; la douleur était en partie soulagée, mais la saillie sur le côté externe du cou-de-pied persistait. Des attelles furent appliquées, et le blessé prit le lit pour neuf semaines. Au bout de ce temps, les attelles furent enlevées; le pied était considérablement gonflé et déformé comme à présent. Environ six semaines après, il était capable de marcher sur deux béquilles, mais il ressentait de la douleur en s'appuyant un peu sur le pied malade. Depuis lors, les choses ne se sont pas améliorées ; il n'a pas pu reprendre son travail. La santé a continué à être bonne. — Actuellement, l'astragale peut être senti distinctement dans sa position luxée, l'extrémité antérieure ou tête s'appuyant sur le cuboïde et le troisième cunéiforme. M. Sydney Jones fit une tentative de réduction sous le chloroforme, et celle-ci échouant, il décida de réséquer l'astragale. — L'opération fut pratiquée le 8 octobre. Chloroforme mal supporté. Méthode exsangue (Esmarch). Incision curviligne de 3 pouces et demi, à convexité tournée en bas, partant du milieu de la face antérieure du cou-de-pied, en un point immédiatement en bas de l'extrémité de la malléole externe. Lambeau disséqué sur l'astragale. Attaches très-fortes, spécialement en arrière et en dedans; le long fléchisseur du gros orteil constituait un fort point de résistance; les tendons des extenseurs gênaient notablement. L'os fut enlevé difficilement avec le secours d'un élévateur et de la pince à dent de lion. Après l'ablation du tourniquet (Esmarch), une branche de la plantaire interne nécessita la torsion. Ecoulement en nappe considérable. On place six sutures, mais sans les serrer jusqu'à ce que l'écoulement ait cessé. Le membre fut placé dans l'attelle de la résection du cou-de-pied; suspension. Aussitôt après la mise au lit, il y eut un frisson de cinq minutes. L'écoulement sanguin a continué depuis l'opération. On introduit un morceau d'éponge, et on applique de la glace.

La température oscille entre 37°5 et 39° jusqu'au 13. A cette époque, il existe du gonflement autour de la plaie, dont les bords sont irrités et retournés. L'écoulement est abondant; on change les attelles et les bandes. Le 16, la plaie se désunit à sa partie inférieure. Le talon a de la tendance à se porter en dedans, surtout la nuit. On arrange l'appareil : une attelle est placée sur le côté pour combattre la déviation. Il y a toujours de la rougeur sur les bords de la plaie. Le 31, une incision de 1 pouce de long est pratiquée.

Le pied reste dans une bonne situation. Après quelques incisions faites pour ouvrir largement les décollements de la peau, tout rentre dans l'ordre.

Le 1er décembre, on peut fléchir le pied à l'angle droit; on peut également l'étendre à 30°.

Un appareil plâtré, fenêtré, est appliqué. Le 5 décembre, le malade peut s'appuyer sur son pied. Le 16, dix semaines après l'opération, toutes les incisions sont cicatrisées.

L'opéré commence à s'appuyer sur son membre. Le 6 janvier, il le fait sans le secours d'aucun appareil. Il existe des mouvements d'extension et de flexion dans une étendue de 20°. La position du pied est parfaite.

Des renseignements reçus récemment sur ce malade nous apprennent qu'il a repris son ancienne occupation et qu'il en peut remplir parfaitement les exigences.

C. — *Résections dans les cas de pied-bot.*

1. — *Résection du cuboïde chez un homme de 26 ans, atteint de pied-bot varus congénital très prononcé,* par Solly (hôpital Saint-Thomas). — W. Adams (*Club-foot, its causes, pathology and treatment,* 1re édit., 1864; 2o, 1873. — London.*)

L'opération conseillée par M. Little eut lieu le 26 juin 1854. Après avoir anesthésié le malade, on fit une incision sur la convexité du bord externe du pied; le cuboïde fut mis à découvert et enlevé avec la gouge. Des parcelles des os voisins furent probablement enlevées également, la gouge étant portée profondément du côté de l'astragale, de manière à réséquer une portion en forme de coin des os de la convexité du pied. Le pied fut ensuite redressé violemment, et divers appareils furent mis en usage pour maintenir ce redressement. Mais on rencontra de grandes difficultés par le fait de la présence de la plaie au côté externe du pied, sur lequel devait porter la compression. Le résultat immédiat de cette opération fut une légère amélioration dans l'état de la difformité, mais le résultat final fut bien moins heureux que ne l'avait espéré l'opérateur.

2. — « Nous avons vu nous-même cette opération pratiquée en 1866, par Otto Weber à l'hôpital de Heidelberg, chez un jeune garçon de quinze ans, atteint de de pied-bot varus équin accidentel. Weber réséqua un fragment du cuboïde et calcanéum en forme de coin; le pied redressé fut placé dans un appareil plâtré, fenêtré; la pourriture d'hôpital s'y mit et le malade mourut (1). »

3. — La question des résections pour la cure du pied-bot fut longuement discutée dans une séance de la Société médicale de Londres. (*The Lancet,* 16 mars 1878, p. 889.)

Voici cette séance, en résumé :

Lund, de Manchester, présente un malade auquel il a fait l'ablation des deux astragales et de portions de la voûte du tarse pour le guérir de deux pieds-bots. Des essais nombreux avaient été faits sous le chloroforme. L'obstacle principal provenant de la subluxation des astragales, la résection en fut pratiquée. Une incision de un pouce et demi de long fut faite sur la tête de l'astragale gauche et lorsque l'os fut entièrement mis à découvert, on essaya de l'enlever au moyen d'un ciseau. Durant cette manœuvre, on détacha un fragment du scaphoïde et de la malléole interne. A l'aide d'un crochet tranchant comme levier, on finit par enlever l'astragale et on coupa une tranche d'os, même opération du côté droit. — Traitement antiseptique. — Plaie guérie le trente-huitième jour. Le traitement consécutif consista dans l'emploi de bandes élastiques destinées à ramener le pied dans l'abduction et à tenir le bord externe élevé.

En septembre, bottines à montants du Dr Sayre. Le malade peut|fléchir le cou-de-pied, marcher avec facilité.

M. Lund propose cette opération pour les cas rebelles où la ténotomie a échoué.

M. W. Adams reproche aux pieds du jeune opéré l'excès de convexité de leur voûte plantaire et la contracture du tendon d'Achille, à laquelle on pourrait remédier par la ténotomie.

M. Davy lit un travail sur la résection de la voûte du tarse dans les cas de pieds-bots invétérés et intraitables. Sa pratique repose sur un grand nombre de tentatives inspirées par l'opération faite par feu Solly, en 1854.

Il peut fournir sept cas dans lesquels un coin a été enlevé dans la voûte du tarse.

(1) Thorens. — *Du pied-bot varus congénital.* — Thèse de Paris 1873.

Pied-bot varus équin : 1° Garçon, quinze ans. Cuboïde gauche enlevé le 27 janvier 1874. Guérison en sept semaines. Cuboïde droit enlevé le 1er mars 1874. Guérison en sept semaines. — 2° Garçon, quatorze ans. Cuboïde droit enlevé le 18 janvier 1875. Guérison en dix semaines. Résultat imparfait. — 3° Garçon, neuf ans. Les deux cuboïdes sont enlevés dans la même séance. Guérison en trois mois. — 4° Garçon, six ans. Enlèvement d'un coin de la voûte tarsienne, le 28 mars 1876. Guérison en dix semaines.

5° Garçon, 12 ans. — Excision de la voûte du tarse droit, le 14 novembre 1876. Guérison en 6 semaines. — Excision du côté gauche, le 16 janvier 1877. Guérison en six semaines.

6° Fille âgée de 16 mois. — Excision d'une portion de la voûte du tarse, le 5 mars 1878. Marche de la maladie favorable.

Pied bot équin. 20 novembre 1877. — Ablation d'un coin du tarse. 5 décembre 1877. Mort par septicémie. M. Davy est d'avis que cette opération doit être réservée aux cas invétérés qui ont résisté à un traitement moins violent.

MM. Davies-Colley (1) Thomas Smith et le professeur John Wood ont opéré avec succès dans des cas analogues.

M. Maunder préfère l'opération de Lund à celle de Davy. — *M. Davies-Colley* pense que l'opération de Lund laisse une trop grande perte de substance à combler ; *M. Owen*, que l'opération était inutile chez l'opérée de Davy, âgée de 16 mois. — *M. Bryant* est d'avis que de pareilles opérations doivent être tentées, après l'échec de la ténotomie et de plus que si l'opération de Lund est préférable quand *l'équinisme* domine, celle de M. Davy est indiquée quand c'est la déviation en *varus*.

4. — *Pied-bot varus.* L'ablation faite par Lund est mauvaise. Lettre de *F. R. Fisher* au rédacteur de *the Lancet.* (*The Lancet* vol. 1. p. 553. 1878.)

Résumé : C'était un cas de varuséquin. Les moules démontrent que la difformité était modérée. Ténotomisé à quatre mois et négligé, le malade avait eu une rechute. M. Lund l'opéra à sept mois.

La réduction sous le chloroforme, l'emploi des machines longtemps continué avait été impuissant. M. Lund enleva les deux astragales en janvier 1872. En examinant les pieds, je trouvai que le mouvement de l'articulation tibio-tarsienne était limité. Il existait une série de durillons à la face externe de chaque pied, là où la pression de la marche se faisait sentir, ce qui prouvait que le varus n'avait pas complètement disparu. La voûte du pied avait une hauteur anormale et je suis fondé à croire que la locomotion n'est pas très facile. Ce résultat ne peut être considéré comme satisfaisant, de l'avis même de M. Lund. Ce dernier a enlevé les astragales dans l'espoir de corriger la difformité plus aisément qu'on ne pouvait le faire par les procédés de traitement ordinaire et aussi de prévenir la tendance à la rechute. Ayant vu la difformité, je crois qu'elle eût été plus efficacement corrigée par la ténotomie et un traitement ultérieur soigneux.

— *Traitement du pied-bot par résection des os du tarse ; deux opérés présentés au 7e Congrès de la Société allemande de Chirurgie, 12 avril 1878, par Schede et Mensel.* (Berlin. *Klin Wochenschrift*, n° 19, p. 276.)

Comme contribution au traitement des pieds-bots avancés et négligés, M. Schede présente un malade guéri par une résection cunéiforme du tarse, et M. Mensel, de Gotha, présente également un autre malade guéri à la suite de la résection des os de la racine du pied. Dans ce dernier cas, les opérations consistaient dans l'extraction des parties situées au-devant de l'articulation du cou-de-pied (Sprungelenk). Cette résection fut facile à conduire à cause de la flexion dorsale consi-

(1) Voir plus loin, page 64.

dérable. Cependant il faut prendre garde de réséquer trop d'os, sans cela le pied devient trop court. Sur une question du président, M. Mensel remarque qu'il n'a pas pratiqué la section du tendon d'Achille. Elle avait été faite douze ans auparavant à Iéna, alors que son malade n'avait qu'un an.

6. — *Résection des os du tarse dans un cas de pied-bot équin varus congénital.* Davies-Colley, *Brit. Med. journ.*, t. II, p. 256, 1876. An. in. *Rev. des Sc. méd.*

La malade dont il s'agit est une jeune fille de douze ans chez laquelle l'auteur a pratiqué la résection cunéiforme des os du tarse ; il a réséqué le cuboïde en entier, enlevé encore des portions du calcanéum, de l'astragale, du scaphoïde, des cunéiformes, et la surface articulaire postérieure des deux derniers métatarsiens. La marche était possible au bout de neuf semaines, la cicatrisation complète au bout de dix. Six mois plus tard, la jeune opérée peut sans soutien et sans fatigue parcourir un trajet de six milles anglais.

7. — *Pied-bot congénital guéri par l'évidement sous-périosté de l'astragale*, par L. Verbelzi. *Pester med. chir. Presse*, n° 14, 1877 ; in *Centralb für Chir*, n° 24, 1877.

Chez une petite fille de cinq ans et demi atteinte de pied-bot congénital, et traitée en vain par la ténotomie et l'application d'appareils inamovibles, Verbelzi fit une incision longitudinale au niveau de l'astragale, décolla le périoste et évida l'os en ayant soin de ménager les surfaces articulaires. Le pied fut alors redressé facilement et placé dans un appareil plâtré fenêtré, auquel succéda plus tard un appareil à tuteurs. L'auteur dit avoir, par ce procédé, obtenu un succès complet.

Pied-bot équin. — *Résection d'une partie du tarse.* — *Guérison*, par Barwe
(*Med. Times and Gazette, vol. II, p.* 782, 1878).

Georges M..., garçon épicier, âgé de vingt et un ans, est admis le 19 février. Il porte un pied bot équin du côté gauche depuis son enfance. — Cette difformité grave le gêne dans l'exercice de sa profession. Son histoire antérieure est bonne. D'une constitution robuste, il ne s'est nourri que de légumes pendant longtemps et s'est abstenu de toute boisson. M. Barwel l'opère, le 28 février, de la façon suivante : Incision longitudinale le long du bord externe du pied ; deuxième incision transversale rencontrant la première vers son milieu et passant sur la face dorsale des métatarsiens, près de leur base. Il relève les lambeaux, dissèque es péroniers et les extenseurs et découvre ainsi la seconde rangée du tarse. Puis, à l'aide de la scie et du ciseau, il enlève un coin du tarse ; ligature de quelques vaisseaux. Le pied redressé est placé dans un appareil plâtré et pansé par la méthode antiseptique :

1er mars. Hémorrhagies, pansements ordinaires substitués aux antiseptiques.

4 mars. Anémie, suppuration de bonne nature, mais élévation de température. M. 40° S. 40°5 ; pouls, 120 ; respiration précipitée.

29 mars. Pneumonie à marche irrégulière qui fait craindre la pyohémie.

4 avril. La suppuration continue, la soudure osseuse n'est point commencée.

Vers le 23 avril, elle semble débuter ; en même temps le malade reprend des forces.

Le 15 mai, un séquestre est enlevé de la plaie ; il appartient à la partie antérieure du scaphoïde (facette articulaire). La température ne dépasse plus 37°2. Depuis l'extraction du séquestre, la plaie s'est rapidement guérie ; le pied est toujours sensible, mais ferme au toucher. On voit déjà que la difformité a été modifiée. L'opéré demeure à l'hôpital jusqu'au commencement de juin. La convalescence est lente, mais soutenue. A sa sortie, le malade se servait encore de béquilles; le pied, bien quedans un état satisfaisant, était encore sensible. Amélioration considérable et cicatrisation complète des plaies après un séjour de quelque temps dans une maison de convalescence. *Le pied redevint sain et fort.* M. Barwel pense que les hémorrhagies sont dues au régime végétal suivi par le malade et les regarde comme un grand obstacle à la guérison.

9. — *Ablation de l'astragale chez un adulte dans un cas de pied-bot congénital,* par Ed. Lund (*British med. Journ.,* 14 décembre 1878).

Abraham Taylor, ouvrier de fabrique, vingt-neuf ans, avait, depuis sa naissance, un pied-bot varus équin du côté droit. Jamais cette difformité n'avait été traitée. Il avait pu jusqu'alors marcher non sans difficulté. Depuis deux ans, il souffrait par suite de la présence sur le bord externe du pied de durillons qui finirent par s'ulcérer et lui causèrent tant de douleur qu'il devint impotent de son membre douze mois avant d'entrer à l'hôpital de Manchester.

La déviation du pied était très prononcée. M. Lund en prit le moule. Il ne la décrit pas davantage.

Le 30 mars, aidé de M. Bowring, il fit l'extraction de l'astragale. Il s'entoura de toutes les précautions antiseptiques et abrasa même un durillon ulcéré pour se mettre à l'abri de tout germe nuisible. La bande d'Esmarch ne fut pas employée. M. Lund explora le pied et on constata une disposition tout autre que dans sa première opération. La portion d'os qui faisait saillie en dehors du tarse n'était point la tête de l'astragale avec son contour arrondi, mais une saillie plus large avec un sillon au centre et un bord assez tranchant.

Il eut l'idée que ce pouvait être la trochlée légèrement déformée. C'était elle, comme on put le constater. L'astragale, ankylosée avec le scaphoïde, était sortie de la mortaise tibio-péronière et placée en travers du tarse. L'incision fut faite sur cette portion saillante, entre l'extenseur du 5ᵉ orteil et le péronier antérieur; celui-ci fut écarté en dehors. L'astragale fut énucléée en se servant de la rugine. Mais il fallut rompre violemment ses adhérences avec le scaphoïde, dont le tissu spongieux céda. Le ligament astragalo-calcanéen fut coupé à l'aide du crochet tranchant. L'astragale, saisi avec la pince de Fergusson, fut aisément amené au dehors. Le pied fut ramené à angle droit avec la jambe. Les tissus de la face interne du cou-de-pied, rétractés, nécessitèrent une section sous-cutanée. L'appareil Mac-Inthyre avec semelle ajustable fut appliqué. La marche du traitement fut des plus simples : il n'y eut presque pas d'inflammation et pas de suppuration. On enlève les sutures trois semaines après l'opération ; au bout de six semaines il n'y avait plus qu'un pouce de plaie à cicatriser. Le pied ayant de la tendance à se dévier, on dut lutter avec des attelles internes. Un soulier à roulettes, construit d'après les principes de M. Adams, fut appliqué. Tout allait bien quand, sous l'influence d'une pression trop énergique, tout le pied s'amollit. Une inflammation semblait imminente; mais, au bout de dix jours, M. Lund en était maître. Un moule pris le 1ᵉʳ août montre qu'il y a une amélioration sensible dans la forme et la position du pied. Cette amélioration ne fit qu'augmenter. M. Lund termine sa leçon en ajoutant qu'il lui était difficile de suivre, dans ce cas, une autre tactique. Il ne sait encore de quel secours sera ce pied; mais il n'avait à proposer au malade, en dehors de cette tentative, que l'amputation de la jambe, ce à quoi le jeune homme avait peine à se résoudre.

10. — *Résection des os du tarse dans le pied-bot,* par J. West, chirurgien de Queen's hospital. Birmingham (*Brit. med. Journ.* 1878.)

Après quelques considérations sur les indications et le manuel opératoire de la résection, l'auteur cite l'observation suivante :

Résection des os du tarse pour un pied-bot varus équin chez un adulte. — Annie G..., 23 ans entre à Queen's hosp., service de M. West le 13 mai 1878.

Antécédents de famille bons. Pied-bot congénital du côté gauche. Le pied fut toujours douloureux surtout par les temps humides; cependant la malade pouvait marcher il y a six semaines. Depuis ce temps, elle ne peut appuyer le pied sur le sol. Le tendon d'Achille ceux des jambiers antérieurs et postérieurs sont rétractés. Le pied regarde en dedans et repose sur son bord externe. L'aponévrose plantaire est rétractée, il est presque impossible de dire quelle est la situation des os du tarse. — 19 mai. Résection. La malade est éthérisée. Incision semilunaire sur le bord externe du pied là ou l'on pense que doit se trouver le cuboïde. Après section des ligaments cet os est enlevé à grand'peine à cause de ses changements de situation et de rapports.

Ablation de l'astragale. Le scaphoïde paraissant s'opposer au redressement du pied est enlevé également. Un tube à drainage est placé dans la cavité du tarse; les lambeaux cutanés affrontés et suturés, le tout sous l'acide phénique. On applique une attelle externe.

On pense la plaie tous les deux jours (meth. Lister). — 6 juin. L'écoulement diminue, la plaie bourgeonne, le membre est moins douloureux que les premiers jours. Le 26 juin on cesse le pansement antiseptique et l'on applique un bandage plâtré avec fenêtre au niveau de l'incision. — 9 juillet. Abcès au talon. L'appareil est enlevé. — 10 juillet. Attelle en gutta-percha en avant du membre.

Le 15 un petit abcès sur le côté externe du cou-de-pied nécessite l'emploi d'une attelle interne.

Le 30 juillet les plaies vont bien. L'incision première est tout à fait cicatrisée. Le 5 août on applique un appareil amidonné avec lequel le malade peut marcher.

Erratum. — La planche II représente le pied droit, au lieu du pied gauche.

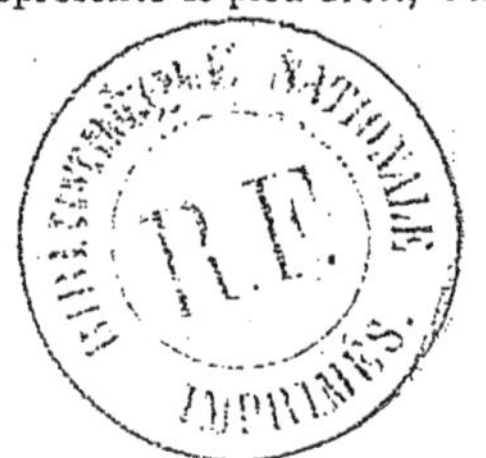

TABLE DES MATIÈRES

PARIS — IMPRIMERIE P. MOUILLOT, 13, QUAI VOLTAIRE. — 15990